Laurence ESTIENNE

ADIÓS FIBROMYALGIE !

COMO GANAR 20 ANOS

Y ENCONTRAR UNA BUENA SALUD

Les éditions Plum'issime

A mi renacimiento

Prólogo

Ha días que quisiera borrar de nuestra vida. Dolores agudos, sufrimientos físicos y mentales que se afianzan en nuestra memoria genética.

Palabras dudosas y discursos poco apoyados del cuerpo médico, de los diagnósticos médicos sin solución, de los medicamentos ineficaces que pesan sobre nuestro moral. El sentimiento de ser un objeto de feria y una verdadera sensación envejecer prematuramente de manera brutal, sin la menor señal precursor aíslase al mismo tiempo, suministrada a su triste suerte.

El fibromyalgie le encarcela, le captura, le roba su intimidad y su dignidad, le taladra al día, entonces obligados y sometida a lo sumo profundo su mi interior sufrir sus asaltos repetidos. Tal es mi visión global del fibromyalgie. Una enfermedad que invade y que invalida que retira toda energía, toda vida social, y toda libertad de movimientos.

Aparece sin prevenir, combate una parte del cuerpo, luego al otro, se envuelve, se tuerce en torno a nuestro ser, de la cabeza al pie, se hincha a lo sumo profundo de nuestros órganos dejando rastros indelebles que ningún médico ni tratamiento alopático puede prevenir, aliviar, ni curar. Nos encarcela, nos solidifica, nos vuelve dependiente de sus crisis, tal un pequeño soldado sacrificado a sus pedidos caprichosos. Nos transforma y nos modela en un nuevo sobre. Nuestro ser, como un robot, se reviste entonces de una armadura rígida, pesada e inflexible. Puede también vincularse con la vida de un astronauta en su combinación espacial. Se ponen rígido los músculos se inflan y como un final de madera. Los gestos pesados e izquierdas desprovistos de flexibilidad son dolorosos. La dificultad de moverse es inmensa. El sufrimiento es diario. La lentitud nos invade. La fuerza muscular se debilita y se agota. El estiramiento es imposible.

Nuestro cuerpo - hasta entonces a nuestro aliado pasa a ser una fuente de dificultades inimaginables. Se modela como un robot incluidas las reacciones tan lanzadas bruscamente que lentas y limitadas procuran nosotros encarcelar al nonagésimo piso del árbol de nuestra vida. La comodidad física se convierte en un triste recuerdo alejado. El sentimiento de envejecimiento prematuro del cuerpo es inmediato. El peor es que la práctica debe tomar el paso sobre todos sus sufrimientos físicos y mentales. El cuerpo se acostumbra y se adapta entonces inevitablemente a las dificultades e incapacidades. El fibromyalgie ataca a toda edad, en todas las capas sociales, e indiferentemente del sexo y el lugar de residencia sobre nuestro bonito globo terráqueo. Cuál es este no hecho caso mal, invisible, hipócrita y tan potente que nos roba veinte años de nuestra vida en un cuarto de segundo y nos vuelve a rehén de un destino que nosotros no pertenece? En esta cárcel, mi mirada agotada por tanto sufrimientos se evade día a día a través de los Colegios de Abogados acerados para comtemplar el objetivo que me fijé de alcanzar la inaccesible estrella: mi libertad.

Sufriendo de fibromyalgie desde una década, deseo hacer compartir mi propia experiencia a través de mi libro y aportar a algunos consejos para ablandar su propia vida al diario. He encontrado la solución para ganar veinte años y recuperar una buena salud, mi vitalidad y mi juventud.

Este libro se destina a las personas afectadas por fibromyalgie, su familia y amigos, sus apoyos, a todas personas interesadas por esta enfermedad, a todo el cuerpo médico que desearía tener una diferente visión así como a las autoridades públicas y a los medios de comunicación, motores en el cambio fundamental de nuestro paisaje ejecutivo francés.

Primera parte

En la piel de otra

1.

Las primicias

Por una bonita noche de invierno, en este a principios de enero, después de algunas horas bien merecidas sueño profundo, terribles dolores se apoderan violentamente de mi muñeca derecho. Numerosas descargas eléctricas me encarcelan y me impiden que duerma. Masajes de mi antebrazo no pueden nada ante este violento ataque súbito y repetido del invasor. Un dolor sin nadie otro similar, que lanza repentinamente, quema intensamente al lugar donde actúa en mi cuerpo que no puede resistir a los electrochoques. Es imposible pensar a esperar que los dolores pasan en algunos días. El desconcierto es tan potente y original que me prometo volverme en mi generalista en la mañana...

Qué consagrado regalo el año de mis cuarenta años! Me siento con todo joven y aún lleno de energía.

Qué disfunción corporal significa este mal? De la cumbre de mi metro sesenta y tres, tiene una morfología fina con mis cincuenta y cuatro kilogramos. Soy rubio con cabello largo cerrado. No tengo nada de un deportiva, si no es el paso.

Mi generalista me pide hacer un examen, el electromiograma vinculado al canal carpien, en busca de su disfunción. Da prueba de la compresión del nervio en el muñeca. El resultado es negativo. Habría prescindido bien de este examen doloroso compuesto de agujas y descargas eléctricas tanto más que el especialista me indicó que mi pulgada que no están alcanzada por desordenes de sensibilidad, el examen era inútiles.

Algunos días más tarde, y el análisis biológico en mano, el diagnóstico cae sobre el "tranquilizando" ignición muscular sin origen particular, sin motivo médico aparente y sin solutionnement. Los CPK y aldolasa son anormalmente elevados.

Mientras que la ignición muscular encarcela rápidamente la integralidad de mi cuerpo, inmovilizando mis miembros inferiores y superiores, es el principio de mi yugo físico! ¡Un horror que debe vivirse, soportar y administrar!

Paso por varias fases en algunos días: el miedo me tortura. Luego interrogaciones invaden mi cerebro. Qué me llega? Por qué mí? Hizo lo que para merecer eso? Cuál es la gravedad? Es el principio del final?Cómo vivir con? Cómo evoluciona la enfermedad? Cómo administrarlo? Qué va a convertirse en mi hija cuando proceda? ... Qué galera!

A pesar de todo, soy una pegando y yo no acepto mi triste suerte. No quiero ser enfermo. Pienso a una ignición provisional y no doy toda mi confianza al cuerpo médico que vacila, prueba y busca.

Basta con imaginarme, joven mujer de cuarenta años con fuertes dolores físicos mezclados a una movilidad corporal extremadamente reducida.

Mi generalista no tiene diagnóstico preciso ni de solución médica que proponerme si no es una hospitalización de una semana para exámenes médicos. Ningún tratamiento se me dio. Sólo el tiempo dará las señales concretas médicas para poner remedio: un día, una semana, un mes, tres meses... Nadie sabe! Permanezco en la incertidumbre más total. Una biopsia muscular debería programarse pero no quiero examen intrusivo seguramente tirada por una mezcla de miedo y dolor. La opción encerrada al hospital durante una semana para exámenes no me parece accesible. Soy entonces una joven madre de un niño de dieciséis meses. No la retengo.

Es el principio de investigaciones infinitas que van a durar de numerosos años a mi gran desesperación.

Mis dolores se acentúan al compás de las semanas y mi generalista, consciente de este estado de hecho, no puede nada aportarme. Me vuelvo hacia el reumatólogo, que diagnostica un fibromyalgie y prescribe un tratamiento antibiótico, luego vista ineficacia, un tratamiento antiinflamatorio, luego el paracetamol con codeína: sin resultado probatorio. No puedo creer que el fibromyalgie es una enfermedad cuyo origen es desconocido, que no puede ser frenado ni aliviada y cuya impotencia del cuerpo médico actualización.

Los meses hilan en el calendario y los dolores resisten siempre y hacen de mi cuerpo un zombi ya que no responde ya a mis tensiones desde demasiado mucho tiempo. En realidad, mi esperanza de una ignición provisional comienza a reducirse. Debe hacerme a la idea de ser enfermo vitaliciamente? En algunos meses, mi resistencia se reduce. Mi dinamismo se vuela que deja el lugar a una lentitud y sobre todo a profundas limitaciones del conjunto de mis movimientos.

Además de mi gran dificultad de moverme, como un mamut con su pesadez, su lentitud y su torpeza, mi espíritu, por su parte, se retrasa, a la vez obnubilado por mis problemas de salud empeorados e impaciente de futuro que me reservan.

El cansancio tuvo razón de mi vida social, familiar y profesional. Al cabo de un año de cansancio, me agotaba físicamente. Mi madre me alertaba con todo a menudo sobre mi pérdida de peso pero me negaba a oírlo. Esperaba de los mejores días. Me veía diferente de la mirada del otro. Con todo, era asustado por mi pérdida de peso espectacular. En cuatro meses, tenía la impresión de jugar al jackpot de los kilos. ¡Y uno, dos, tres, y cuatro kilos de menos! ¡Cinco, seis, siete, ocho!!! ¡Entonces perdí diez kilos! Mi hermano mayor, guasón a sus horas, la comparó incluso, en su gran bondad, a "Auschwitz". A su salida, lloré todas las lágrimas de mi cuerpo. Sólo tenía en efecto la piel sobre mis huesos. Los huesos de mi cuenca taladraban a vista de ojo mi piel, el cuello de hueso en torno a mi cuello se acentuaba, mi cara se descarnaba, mis mejillas aumentaban, mis brazos se asemejaban a una marioneta articulada... Todo ello acentuado por una fundición muscular espectacular. Mis cuarenta y cuatro kilos me llevaban hacia una decadencia física irreversible si no me asumiera rápidamente. ¡A pesar de mi obstinación por ver nada, tenía el sentimiento de tener una silueta de maniquí! Quería a la vez proteger a mi familia de mis desordenes físicos y évertuais a ocultarles la triste realidad, consolidando al mismo tiempo en la esperanza casi no madura de mejores días en que mi salud reanudaría la parte.

Pues me volví en mi nuevo generalista en enero para alertarlo de mi descenso al infierno luego en abril para pedirle ayudarme ya que no podía ya hay sola.

Tan es difícil pedir ayuda! Pero la urgencia era tal como no podía hacer diferentemente. Me sentía impotente. No tenía ya la fuerza de reaccionar. No conocía la salida de ayuda. No me sentía valiente. Perdía mis fuerzas. No llegaba a guiar mi vida de adulto convenientemente como siempre lo he hecho. Era madre y responsable de mi progenitura. Debía señalarme y enfrentar. Pero cómo? Ningún médico comprendía mi desasosiego. Ninguna solución concreta se me aportó. Mi madre me daba bien a veces restos de platos cocinados. Transformada en objeto de curiosidad, fuera de las normas, mi estado de salud era incomprensible para común de los mortales. Y con todo, bien real para mi que lo vivía a cada respiración!

Habría sido necesario lo que en estos momentos de soledad? El dolor físico es inmenso, abisal incluso! El aislamiento, la soledad, el sentimiento de ser único en su esquina, la sensación no tener ninguna puerta de salida, haber faltado mi vida, de encontrarme en el fondo del agujero, no avanzar, rozar el inmovilismo, no aprovecharse de la vida, no incluyese, de no servir a nada, ser vieja y fea, inútil y desmedrase, ser un pozo sin fondo y unos residuos para la sociedad! Tanto pensamientos negativos invadían mi cabeza. Mi espíritu no parecía ya que bloqueado por esta consagrado enfermedad. Cada gesto me traía ella. Cada segundo vivía a través ella.

Esto fácil en este experimentar de se abandonar enfermedad y cuerpo médico, de se hinchar en zapato enfermo y de se dejar guiar. Aceptarse como tal no es el buen planteamiento a mi juicio. Excederse mentalmente después de haber hecho un salto de cuarenta años en un cuerpo que nos pertenece. Ya no reconocerse, sentirse disminuida, anticuada y fea, pesada y minusválida. Sin salida de ayuda, querer gritar su dolor ya de no vivir "normalmente", gritar su sufrimiento de impidese cada segundo hacer el menor gesto, gemir su angustia, su miedo del día siguiente, la aprehensión los próximos días, del envejecimiento súbito, la enfermedad y la desventaja. Vomitar este golpe de suerte para dejarlo en el olvido...

Tanto dolores físicos y morales incomprendidos como nulo pueden aliviar.

Mi generalista, inicialmente reservado a la cortisona, verdadero bálsamo para el cuerpo que oculta un desarrollo de un desorden cualquiera, por fin se decidió a prescribirlo (durante cuatro años de treinta miligramos al día el primer mes luego veinticinco miligramos durante tres meses, hasta una disminución progresiva los dos últimos años a dos miligramos). Se las prescribieron algunas bebidas lácteas hyperproteínicas por cura regular. Este régimen alimentario fue salvador. Los dolores se redujeron claramente y mi peso comenzó a embalarse. En seis meses, encontraba mi silueta de antaño. Otros sellos contra el ansiedad, se añadieron la relajación muscular, y la vitamina D. Mis crispaciones musculares y tendinitis permanecieron en estas condiciones, impidiéndome progresar favorablemente y ganar en flexibilidad. La ganancia importante fue la de la progresión de la enfermedad frenada gracias a la cortisona, y la neta disminución del dolor conservando al mismo tiempo el estado intacto de las fuertes contracciones. No puedo ir más allá de mis contracciones y no experimento dolor. Esto fue un gran alivio para mi. Cómo vivir este estado a la vez doloroso en mi cabeza de cuarenta años y en el cuerpo de una vieja dama de noventa años?

De ahí puede venir el origen real de mis males? No quiero encerrarme en este círculo negro. No hay. Me pregunto durante largas horas sobre su origen. Quiero salir de mi búsqueda con elementos probatorios. Al compás de mis reflexiones en busca de coïncidentes, me remonto a mi infancia y curso de nuevo el camino de mi vida a nivel médico, sentimental y profesional. Busco las repeticiones, los acontecimientos destacados, felices o infelices de mi vida. Dibujo en mi memoria. Hago una larga labor de investigación sobre mi familia durante varios meses.

2.

Los desordenes posturales y físicos

Me siento bloqueado, puesta rígido, impedido por una fuerza sobrenatural efectuar todos los gestos simples de la vida.

Tomo poco a poco posesión de una armadura a manera de cuerpo. Mis músculos y tendones inflaron, puestos rígido por la ignición muscular. Impiden todo movimiento clásico y toda movilidad. Mis pies se encuentran entonces a años-luz de mis manos!

1 - Desordenes posturales

Pérdida de flexibilidad corporal

De más lejos de mi memoria, mi cuerpo todavía ha sido flexible. Al órgano colegiado o al colegio, me gustaba hacer el árbol derecho o la rueda. Me estía a menudo y tenía una sensación de bienestar en este estado. Tenía una inclinación para la gimnasia al suelo. Con todo, año tras año, me ponía rígido insensiblemente, fuera darme cuenta. A veinte años, en el eje de balancín antes de mi busto para inclinarme, piernas tendidas para alcanzar el suelo con mis dedos brazos tensos, no llegaba ya a colocar mis manos completamente en tierra. Durante un viaje en Roma con mis padres, a la edad de veinte años, me acuerdo de un día de marcha intenso para visitas de monumentos. Sentí mis desarrollo los músculos de ponerse rígido al hueco de las rodillas durante la noche. A aumentar, había perdido toda movilidad! Sentía fuertes tiesuras y tenía dificultades a ir rápidamente para seguir los pasos de mi familia. Seguramente, el origen es el calentamiento de mis tendones por una sobredemanda. Eso se traducía en una sensación dolorosa de quemadura a la marcha, sobre todo lo desarrolla los músculos de frío.

Luego algunos años más tarde, para afectar la punta de los dedos al suelo piernas tensas, debía extraer excesivamente contra mi espalda.

A la treintena, practiqué la zapatilla de deportes en equipo mayor durante dos temporadas. Adoraba este deporte al órgano colegiado. Era capitán de equipo. Mi profesor de Deporte lo había observado e incluso había propuesto volver a entrar en el equipo departamental. Era voluntario, rápido, y siempre en cabeza ante el equipo desfavorable para señalar cestas y movilizar mis adversarios hacia la victoria con todo, obstruía a cada travesía de terreno corriendo. Mi resistencia estaba a nivel mínimo. Me convertía en rojo escarlata al final del partido. No estaba a la comodidad para correr simplemente. Mi vitalidad y mi dinamismo físico se reducían.

Tomé cursos de barra al suelo a treinta y siete años que me hicieron tomar conciencia que mi juventud se alejaba. Sentada al suelo, piernas apartadas, grandes tiesuras dorsales impedían mi proyección a continuación. Mis dedos tenían mucha dificultad para coger mis pies! Mis muslos puestos rígido no podían extenderse cuando inclinaba mi busto sobre cada pierna. Además del tiempo que pasa, me encontraba bien bloqueado por una fuerza invisible que lo retenía excesivamente.

Problema de postura

La sensación de ir sobre el lado derecho al ir es usual. La falta de estabilidad es obvia. Mis pasos son ligeros, pretendiendo compensarlo. Mi bóveda plantar no aporta toma al suelo segura y firme. He comprendido ocho años más tarde el origen de esta disfunción.

2 - Desordenes corporales

El cuerpo

Incluir rápidamente que la imposibilidad de bajarme a continuación o ponérse en cuclillas, con grandes dificultades para sentarme y de aumentarme de una silla debido a fuertes tensiones musculares que entumezcan mis muslos hecho parte de mi diario. Dormir completamente vientre no es ya posible.

La subida y la pendiente de las marchas son complicadas de comprender, solamente el después del otro, como lo hacen los niños abajo edad.

La marcha prolongada debe evitarse ya que causa crispaciones en los muslos, pantorrillas, el cuello y los hombros. Es incluso imposible en terreno accidentado o incluso pedregoso.

La cocina, el mantenimiento de la casa (pasar el aspirador, el serpillère, presionar una esponja, hacer las camas...), los cursos (manipulación de los artículos y su peso), conducir o también a ocuparme de mi vida de familia con un joven hijo a cargo (cuidados diarios) son un trabajo molesto y en adelante a hacer lentamente con precaución y.

Mi hija a la guardería se abastece normalmente al mediodía mientras que compro productos manufacturados para alimentarme en el trabajo.

La cumbre del cuerpo

La postura se modifica en el cuello puesto rígido fijado a continuación y de los hombros sin poder volver completamente por una y otra parte.

Los miembros

Mis miembros son tiesos como estacas con una gran dificultad de aumentar mis brazos. Cerrar un sujetador con los brazos en la espalda me resultó imposible.

Numerosos despertadores nocturnos derraman mis noches. Dolores me paralizan a los miembros superiores e inferiores. Debido a posiciones prolongadas de las piernas y brazos doblados, el menor movimiento de despliegue de mis piernas y mis brazos lucha sobre mis músculos puestos rígido así solicitados. Qué dolor! La obligación de moverse si no de permanecer me anquilosado a nunca acompañada de un sentimiento vivo de quemadura en mis músculos con mi movimiento muy lento sobre mis articulaciones duras y tiesas. Esto había terrible que vivir y tan doloroso.

La piel

Se añade encajonada irrigada una piel, seca e irritada sobre todo el cuerpo, mal, de un color azulado y jaspeada.

La cara

Arrugas orales

Se derivan de las arrugas orales, amplias bandas verticales en torno a la boca que acentúan el envejecimiento ya prematuro por la enfermedad.

Estrechamiento oral

Siguió rápidamente con una apertura solamente a dos centímetros y mitad.

Estiramiento de la piel

Sobre todo sobre la cara en el frente y la boca, el estiramiento excesivo de la piel trabaja una máscara inestética.

Boca

Tengo una sensación de picores dentro de mis mejillas y sobre todo sobre mi lengua que deber eliminar la crema a la hierbabuena cuando me lavo los dientes. Masticar un chicle a la hierbabuena no es deseable.

Las manos

El fenómeno más torpe es la imposibilidad de cierre/apertura de las manos con pérdida de fuerza. La conducta automóvil me era difícil pero no insuperable, la clasificación de papeles, la escritura o el mecanografiado de documentos torpes pero no prohibido... La manipulación de papel es extremadamente reducida y causa rápidamente grietas. Las manos completamente no son ya posibles. Las articulaciones son rojas.

Basta con imaginar una apertura permanente de las manos con dedos casi tensos, ligeramente acurrucados y deformados! Los cubiertos se vuelven difíciles a tenerse, el cuchillo que debe dirigirse, los utensilios de cocina pesados que deben llevarse, los vidrios bien demasiado amplios para mi nueva morfología... La sensibilidad de la piel en la extremidad de los dedos es extremadamente fina. La prensión es por lo tanto torpe y dolorosa. Sentir su última falange es que dificulta y que invalida.

Están estrechamente vinculadas una pérdida de fuerza innegable y una imposibilidad que debe llevarse del peso (un kilogramo de harina, una lata de conservas, una botella de agua, una estufa...

Un registro para firmar en el trabajo es pesado y su transporte se hace sobre mis antebrazos. Al igual que levantar a mi hija para aumentarlo de su cama la mañana o después de la siesta es una operación meticulosa con mis antebrazos. Durmió en una cama de "grande" asegurada por una barrera.

La llegada de la enfermedad de Raynaud, en las manos - cuyo frío entumece y blanquea las extremidades obliga a tener sobre sí guantes y a evitar en los supermercados sus rayos frescos y surgelés.et que invalidan.

Confección

Con el fin de evitar toda complicación, es habitual equiparme diferentemente, calzarme diferente, (sin cordón), ya de no poner joyas demasiado pesadas, demasiado duras sobre la piel y demasiado incómodos, y olvidar los anillos que hieren entre los dedos por su fricción.

Dificultad de motricidad

Una gran dificultad de moverse la invadió. La impresión de ser en el cuerpo de otra me obsesionaba. Me defino a un joven en el cuerpo de una vieja persona. Mis contracciones musculares generalizadas condujeron a una incapacidad a liberarme. No llego a tener cualquier distensión muscular. Desde una decena de año, mi cuerpo se volvió extranjero y se implica a su manera. No lo reconozco ya. No responde ya a mis solicitudes. Lo solicito diferentemente sin sin embargo llegar a liberarlo, aliviarlo, aliviarlo. Se comprime, opreso, y tendido. El frío acentúa este fenómeno. Es mi capital, me siento en el deber con todo tomar cuidado y mimarlo.

Mayor fatiga: 40% de mi vida que debe dormirse

La noche, como si se me había dado un golpe de porra sobre el cráneo, se dormía de un golpe, delante del tele a veintiuna hora treinta a más tardar. No derogaba a esta norma. Guardaba este ritmo desde mi adolescencia, fiel a este principio. ¡No una noche, pude observar una película en su integralidad! Mis recuerdos de colegiala me traen a la autorización parental de observar todos los martes por la noche la película de vaqueros a la televisión sobre una de las tres cadenas posible. Sistemáticamente, dormía de un sueño pesado y profundo y el día siguiente mañana, me encontraba en mi cama, en la cual mi padre la había depositado la víspera al final de la película. Adulto, seguía este ritual. ¡Puedo decir que consumí películas televisivas! Todas las noches, yo me calais delante de la pequeña pantalla. Mis ojos se volvían tanto pesados que no podía luchar. El sueño es más fuerte que todo, triunfaba en su estela. El cansancio crónico es una plaga, una maldición, una desventaja. Velar la noche todavía me fue muy incómodo. Esta falta de vitalidad me consultaba en el fondo de mis vísceras sin poder luchar. Después de haberme despertado a veintidós horas treinta, después de la famosa película que habría debido tenerlo en aliento, volvía a entrar en mi cama llevada muy rápidamente en una noche de entorpecimiento, sin sensación de soñado, hasta la mañana. A las siete horas, despertada por el timbre de las cigarras de mi despertador matinal, me levanto, con el sentimiento de dormir bien. Mi necesidad vital de una larga noche de sueño representaba nueve a diez horas de sueño. Para ser sinceros, a cuarenta años, dormí cuarenta y dos para - cientos de mi vida!

Falta de energía

Tanto contracciones y tiesuras debilitan el cuerpo. La energía se vuela a nunca. Mi falta de energía era obvia. Soy desprovisto de toda voluntad. La menor acción me parece una montaña que debe cruzarse. Todo se vuelve insuperable. Mi cuerpo es inadecuado al esfuerzo e impedido toda actividad.

Adelgazamiento

El cansancio físico implica el cansancio moral y un adelgazamiento inevitable que conviene suprimir. Con todo, caí en este círculo infernal con una pérdida de diez kilos. Los médicos conocen este fenómeno pero no anticipan. La fundición muscular es fuente de males y dificultades físicos de la cual se más debe enfrentar. Meses o incluso años son necesarios para remontar la cuesta.

Pusilanimidad

Desde mi recuerdo más alejado, siempre he sufrido de pusilanimidad. Mi circulación sanguínea parece perturbada. ¡Se enfrenta qué sensación desagradable los dudosos! El menor aire, incluso estival, me es incómodo y desagradable. Me transforma en hielo de la cabeza al pie. Mi nariz, mis manos, y mis pies son frescos o incluso fríos. Imposible me calefacción sin un grosor suplementario. Velo siempre por tener jersey cerca mi, de los guantes finos en mi bolso así como un gorro ligero.

Con todo, pude constatar que desde mi ignición muscular, mi pusilanimidad se acentuó claramente ya que mi circulación sanguínea es menos fluida. El invierno, grosores sobre mi piel e incluso prendas interiores muy calientes no me impiden que tenga frío. Tres grosores no me asustan! Me veo obligado a tener veintitrés grados dentro para ser cómodo que estoy equipado al mismo tiempo calurosamente. A la bonita temporada, conservo mi pegajosos, cazadora y guantes para evitar contratarme excesivamente. En julio, hace dos años, me sorprendí a poner prendas interiores calientes mientras que mis colegas llevaban camiseta. El menor viento me congela. El Mistral que sopla más que de hábito en el valle de la Ródano acentúa este fenómeno de frío ya que, para los que lo conocen, pasa a través de las prendas de vestir y es difícil protegerse.

Desordenes del humor

Las tensiones corporales implican una falta de control en mis reacciones.

Receptiva a la presión atmosférica

Por tiempo lluvioso o ventoso, mi cuerpo reacciona de manera desfavorable. Se encarga de iones negativos que perturban las crispaciones y favorecen las grietas y la sequía de la piel.

La lista no es exhaustiva ya que el diario en general pesa pesado y plantea problema. A cada momento, mis gestos lentos y torpes me traen a la dolorosa realidad. Se me impide. Soy tieso de la cabeza al pie.

3 - Tratamientos médicos y quirúrgicos

Cura preventiva

Por otra parte, con el fin de atenuar a las molestias de las enfermedades infantiles, el pediatra nos había tomado como cobayas, mi hermano mayor y mí mismo a en parvulario y en enseñanza primaria para experimentar una cura preventiva de inyecciones de gammaglobulinas para pasar el invierno. La enfermera nos hacía picaduras muy dolorosas en las nalgas. El dolor fue intenso lo mismo y su recuerdo. Mis gritos en las picaduras de la enfermera, el sentimiento sufrir en la dificultad, sin incluir los seudónimos beneficios, la ausencia de mi madre que no soportaba de ver y oír y la presencia imponente de mi padre me parecían una tortura. Por este episodio, yo seto las picaduras de todo tipo, de las extracciones de sangre a la acupuntura por sentirme mal, contratarme e incluso tener un malestar cuando la enfermera se fracasado. Muy al no ser enfermo, estaba en un espiral infernal de dificultades médicas de las que habría pasado de buen grado. Mi desconfianza para el cuerpo médico era ya en marcha. Resultó que se suspendió a este pediatra de sus funciones durante tres años, en final de carrera para ejercicio ilícito de la medicina.

Problemas orales

Probé muy joven la experiencia del dentista y las caries. De la cumbre de mis seis años, mis caries se desarrollaban, el a una, sobre un diente luego otra, con destino a un premolar receptiva cuyo esmalte era friable. En los años setenta, el dentista no utilizaba agua con la rueda. De mis recuerdos de infancia, volvía lentamente pero me obtenía dolores y tenía un olor de quemado. Me no gustaba al dentista. ¿Por qué caries? Con todo, no comía caramelo, ni bebía jugos azucarados.

Seguramente que mis dientes definitivos fueron debilitados por la absorción de tetraciclina, medicamento prescribe a la edad de tres años para ocupar mi tos ferina. ¡Desde hace unos años, este medicamento está prohibido a los niños menores de ocho años! Se reconoció que los dientes sufren el efecto devastador de este antibiótico. Debilita los dientes por un esmalte friable sobre los dientes definitivos en preparación y color de una coloración anormal los dientes definitivos de manera irreversible de un gris más oscuro hacia la encía que se deteriora de un tono más claro hacia abajo. Yo ya sufridos a mi joven edad los efectos de las inconsistencias médicas: la sanidad pública que comercializa con destino a los jóvenes niños medicamentos inadecuados. Mis dientes de leche, blancos como perlas, fueron sustituidos por dientes definitivos intentados y estriados de desagradables tonos de gris gama más oscura hacia la encía sobre la integralidad de mi dentición.

Intenté hacer un blanqueo de dientes por canalones en mi dentista en 1995 - no reembolsado por la seguridad social sobre el incisivas inferior y superior. El resultado fue probatorio ya que gadano dos colores pero el gris persiste aún hoy día. El temor de volver los dientes más frágiles me frena en la realización de otros canalones veinte años más tarde. El retroceso no se hace sobre este tipo de síntomas contrariamente al color por bebidas (café, té) o cigarrillos.

Mi dentista me hace recomendación anodina a la treintena sobre todo de no masticar del chicle a causa de grandes amalgamas que podrían no resistir a la presión, de hacer salivar aumentando al mismo tiempo el riesgo de ruptura dental.

Grandes dificultades de abrir mi mandíbula tienden como máximo los tendones del contorno de la boca para una apertura de dos centímetros solamente. Morder una manzana se vuelve muy complicado y doloroso como una quemadura.

Operación de la apendicitis

A la edad de nueve años, se me operó de un ataque de apendicitis que lo tiraba desde largos meses ya no poder ir detenidamente. Día de mercado, debía hacer pausas para volver de nuevo a pie a la casa. Los dolores abdominales me extraían en el bajo vientre ya no poder dar un paso. La única solución era el descanso forzado y la posición alargada durante treinta minutos. Esta prueba a la clínica tan joven no me deja indiferente. Primera anestesia general con adormecimiento al globo para evitar las picaduras por las cuales tengo un santo horror, luego el deseo irresistible de beber después de mi despertador sin tener la posibilidad, la dificultad ir el día siguiente con dolor abdominal, la primera noche fuera de mi cocoon familiar, en un mundo hostil, acompañado de mi felpa, un gran conejo blanco intentado de beige ofrecido por mis padres y el recuerdo de una comida saltada por olvido de la enfermera. Se ennegrecía y no muy bonito mi apendicitis en un tubo transparente se encendía y a ver después de la operación. Su recuerdo está muy presente aún. Mi cicatriz es casi invisible y debo alquilar las competencias del cirujano.

Afecto cara

Sinusitis, rinitis crónicas y rinofaringitis son objeto de mi diario desde los años noventa. Sufrí de resfriados, de nariz tapada a repetición sin sin embargo coger frío. Consulté a un especialista que me indicó que mi división nasal se deformaba un poco pero que nada no justificaba estas repeticiones. Preconizó un pulverizador nasal a cada crisis. Usé las toneladas de pañuelos papel durante años. El desencadenamiento se opera generalmente en la primavera lo que podría hacer pensar en el origen alérgico.

Caída de tensión

Me agoto regularmente. A cada cambio de temporada, mi tensión se acerca los nueve y moscas se divierten a pasar delante de mis ojos con dificultades de descender las escaleras y una sensación extraña de tener mis piernas en algodón como una muñeca de trapo. El miedo de caer sin poder retenerme y de romperme a un miembro vistas sus extremas tiesuras por doblarse me tira. Es la señal de un descanso bien merecido.

Vacunación al método

Debí protegerme de las enfermedades. Las vacunas tuvieron la parte bonita sobre mi cuerpo contra las enfermedades infantiles. Probé también a treinta años la vacuna de la hepatitis B detenido en curso de tratamiento (tres tomas) vistos los efectos secundarios denigrados por la opinión pública.

Tres meses antes de mi ignición muscular, tuve la vacuna del DT poliomielitis. Se conocen las interrogaciones mitigadas sobre las consecuencias dañinas de las vacunas sobre el cuerpo humano y el desencadenamiento de enfermedades. Coincidencia o no?

Problemas dermatológicos

Rápidamente, las fuertes contracciones, la limitación de los movimientos y la falta de deporte redujeron la circulación sanguínea que causaba problemas de piel en las manos con grietas y la hipersensibilidad de las extremidades de los dedos. La sequía en las manos es importante. La piel se encajona en los antebrazos. El color es azulado. Pruritos parecen aliviar la sequía cerca de los muñecas. Las articulaciones son rojas. Se inflan los dedos en las falanges y articulaciones. Las cutículas son inexistentes. Se estrían algunas unas. Las unas son casi blancas con los dedos tensos. Las falanges son rojas.

Ningún dermatólogo, generalista, o farmacéutico pudo aportarme una solución eficaz para el alivio de la sequía en la palma de las manos y sobre todo de los dedos. Me convierto en testeuse de todas las cremas comercializaciones! Además pequeños botones aparecieron en las palmas de las manos de vez en cuando.

Mi cuerpo presenta también señales de sequía sobre las piernas (sobre todo las pantorrillas y los pies) y los brazos.

En 2011, mis problemas de piel en las manos me insupportent. Desde hace cuatro largos años no veo mejora. Espero a algunos consejos por otro cuerpo médico. Excepcionalmente, el dermatólogo, jefe de servicio del hospital, me concede una hospitalización de día sobre dos días cerca de mi lugar de vivienda para algunos exámenes médicos. Dirección el oftalmólogo quien, después de un fondo del ojo y una tortura para ver el estado de mis ojos y considerar si un medicamento (con efecto secundario: un ataque ocular) podría me ser prescribe. El medicamento se abandona a causa del estado poco avanzado de la enfermedad. La tortura ocular habría podido evitarse!

Ataque pulmonar

Se descubren en 2011, solamente un pequeño ataque pulmonar alveolar. Algunos exámenes sobre mi capacidad pulmonar se realizan y confirman una restricción respiratoria del 30 % con relación a una mujer de mi edad. La fibrosis pulmonar debe supervisarse cada año. Habrá sido necesario esperar cinco años para hacer este examen y esta comprobación!

Problema de inmunidad

Se habla también de enfermedad autoinmune: el síndrome de solapo de la escleroderma y el dermatomyosite vistos los síntomas físicos.

Los anticuerpos antinucleares 1/800 y anti PMScl son positivo ese año, o sea cinco años después de la ignición muscular. El cuerpo médico pone por fin un nombre sobre la enfermedad: la escleroderma. Forma parte de las enfermedades huérfanas (se alcanza una escasa parte de la población) aunque se extiende cada vez más hoy día ante las mujeres.

Es cierto que te conocer de qué afecto se sufre, alivia nuestro mental. Se conoce mejor a que esperarse. En este caso, se trata de una patología poco extendida. Puede atacar los órganos vitales lo que no es mi caso. Está justa en la primer fase y no evolucionó desde hace diez años. Eso me anima mucho que gane de día en día el combate contra ella.

Aparición de nódulos

En 2011, después del final de la toma de cortisona, de los nódulos bajo cutáneos aparecieron sobre mis articulaciones de los codos y rodillas sobre todo. La imposibilidad de hacer una exacción por el dermatólogo visto el compromiso en pro de los tendones no permitió determinar su composición ya que invisibles a la radio (mientras que habrían podido ser de la calcificación).

4 - Calidad de vida deteriorada

Mi vida en general fue perturbada por todos estos incumplimientos y todas estas dificultades lo que se tradujo en una neta disminución de mis resultados físicos.

El mínimo vital era requerido y el descanso necesario para cada momento de libertad fuera del marco profesional.

Perdí autonomía en sentido propio del término es decir, la viabilidad de realizar una tarea cualquiera con facilidad. Grandes dificultades con pérdida de señales me hundieron tras mi ignición muscular en un profundo desasosiego que no puede ser incluido por el común de los mortales si no es el que vive esta situación al idéntico. Todo me parece insuperable.

Grandes dificultades para utilizar mis manos retractadas diariamente me retrasan en la integralidad de mis movimientos y me devuelven una imagen deteriorada, envejecida e insoportable de mi propia persona. ¡He tomado veinte, o incluso cincuenta años de un golpe! Me encuentro en un cuerpo de una persona de la cuarta edad (y aún, mucho entre están más alertas que yo) conservando al mismo tiempo mi juventud mental de mis cuarenta años. Sufro en mi cuerpo tieso como un robot, encarcelada en una armadura, fuera poder estirme. El diario se convierte en una fuente rápidamente de frustraciones.

Pérdida de autonomía en las actividades domésticas

Me siento prisionero de mi cuerpo. Pierdo mis señales. Tengo tanto dificultades para hacer que administrar la casa, la cocina (pelar, cortar, llevar los utensilios de cocina) y el mantenimiento (escoba, arpillera, polvo) son muy complicado y realizados con dolor y quemaduras.

Pérdida de autonomía en las actividades sociales y de ocios

El deseo se voló de salir de en casa ya que todo me parece insuperable. Comprendo el único hecho de mover mi cuerpo! Los ocios pasan en adelante al segundo plan. En el trabajo, el dolor se añade a mi gestual lenta y difícil. Se me impide constantemente en mis movimientos más simples del diario: tomar el combinado del teléfono, volver a las páginas de un expediente, escribir, sentarme, aumentarme, bajarme, recuperar un objeto al suelo...

Pérdida de autonomía en familia

Mi dificultad de ocuparme de mi hija abajo edad con todo me dio la fuerza de superar mis dificultades, obligada elevarlo y responder a sus necesidades. Esto me permitió no anquilosarme y de desarrollar más fuerza sobre mi mano derecha ya que soy diestro.

Pérdida de autonomía en los cuidados personales

La primera dificultad consiste en tomar un baño. La posición sentada al suelo me es imposible menos a de dejarme caer sobre las nalgas. Pero hacer cómo para destacarme con mis manos con forma de gancho, sin fuerza y sin movilidad? Tomar la ducha en la bañera es un calvario ya que difícil de acceso sin poder aumentar los postes que me sirven de piernas. Estabilizarse a continuación sobre un suelo que desliza está incluido en la hazaña. Muchas precauciones y tiempo son necesarias.

Que la tierra es baja! Mis pies están bien lejos de mis manos! Qué dificultad para calzarme, poner pegajosos o calcetines, para cortarme las unas y ponerme barniz, e incluso para lavarme los pies!

La espalda es una zona también difícil de acceso. Que decir de mi cara que nunca no me ha parecido ser tan ósea con mis dedos ganchudos que no pueden comprenderla fácilmente. Extender una crema sobre el cuerpo del final de los dedos - con dolor en la torsión del muñeca y tiesuras en los dedos es rico de enseñanzas.

3.

Les desordenes digestivos

Vómitos a repetición

Desde mi más joven edad, frecuentemente tuve ataques hepáticos y crisis de acetona hasta la adolescencia. Mi especialidad era el vómito a pesar mío! De deberse recuerdos mal a los males de vientre, de amargura en la boca, de quemadura en el estómago, de cansancio... vuelven de nuevo. Los transportes acentuaban este fenómeno. Luego vino el período de las gastroenteritis a repetición cada año durante una veintena de años.

Hinchazones intempestivos

Desde mi más blanda infancia, sufría de hinchazones a repetición. Es el síntoma que me caracteriza más. Se puede imaginarse a una niña con un vientre inflado como un globo! Debilitados por los refrescos con gas, las leches y la harina de trigo, mis intestinos se hacían la parte bonita a mostrar su existencia al común de los mortales. La vergüenza me torturaba. Al mar, con mi jersey dos partes, y mi silueta fina y delgada, enarbolaba un vientre redondo bien tenso como el biafreños del tercer mundo en África. Mis ropas se limitaban a tamaños sobre la mía, (el a dos) de las prendas de vestir amplias, amplias para ocultar mis inflados repetitivos. Intenté incluso a veinte años las prendas de vestir de embarazo con unos calzoncillos que, con determinación, no se adaptaban a mi morfología fina.

Estos hinchazones me tomaban a cualquier hora del día, sin prevenir acompañados dolores generalmente antes de treinta años y de importantes desórdenes intestinales después de esta edad. A menudo rápidamente después de la comida, con un plato de pastas al bolognaise, crudezas, un consumo de pan industrial, de leche, refrescos con gas, etc era una coleccionista de colitis e hinchazones. El malestar estaba allí.

Mucho tiempo pensé que la alimentación cruda era responsable. Era mi segundo cerebro! Reaccionaba sin ninguna duda a la presión diaria, demasiado fuerte a tragar por mi verdadero cerebro. Hipersensible y secreto, tenía dificultades a ocultar mis emociones a través de mi vientre. Se inflaba de aire, como para decirme que tenía desternille. Al compás de los años, debía soportar el buzamiento de toda comida en comidas expresas, la tensión del trabajo, la vida vibrando del curso boulot-dodo. Reflexionaba sobre el mi lugar... Tanto falsas excusas que no daban ninguna mejora en cuanto a su supresión en mi vida corriente.

Un médico generalista y especialista no diagnosticó nunca mis problemas de colitis. Ningún medicamento específico ni ningún consejo no se me dio para poner remedio. Consulté a un médico generalista no acordado oficialmente en los años 2000 que me hablaron por primera vez de probiotiques que debe consumirse en cura. Gracias a su absorción, la mejora se hizo experimentar en mi organismo sin sin embargo evacuar los inconvenientes menos frecuentes.

Con todo, recientemente casi eliminé la leche y sus derivados y reduzco mi consumo en gluten (productos manufacturados, pan, productos azucarados...) Mi comodidad digestiva se mejoró inevitablemente sin sin embargo de manera spectaculaire.ma vida corriente.

4.

Los desordenes cognoscitivos

1 - Reducción de resultados intelectuales

La pesadez de la enfermedad implica la reducción de todas las capacidades, en particular, intelectuales. El mental no sigue ya ya que obsesionado por el mal y sujeto al aislamiento. El cerebro se ablanda esclerosado, vaciado. Pasé ayudas administrativas durante numerosos años sin tener un resultado suficientemente positivo a pesar de mis competencias profesionales y mi nivel de estudios. Tengo la impresión de ser junto a mis zapatos.

Pérdida de memoria

Tengo una facilidad de aprendizaje y una buena memoria desde mis jóvenes cursos escolares. Mi memoria visual me ayuda mucho. Ahora bien, además del peso de las edades que limita la memoria, pude constatar una determinada dificultad de memorizar.

Dificultad de atención

Mi concentración a cada momento sobre mi mal al despertador de cada dolor me imposibilitado tener una concentración continua. Vivo mi mal a cada segundo autocar él me recuerdo sistemáticamente a su recuerdo.

Ansiedad

La confrontación de la enfermedad en un futuro dudoso preocupa a nuestro inconsciente y utiliza nuestro diario. Los dolores físicos se añaden a los dolores morales y forman un cóctel que los debilita. Los médicos no pueden tratar sino por anxiolytiques - boya de ayuda provisional incluso prescriben antidepresores que sólo alivian síntomas y encubren la realidad. La vida es insoportable en el sufrimiento pero ya lo es a mi juicio que de vivirlo con antidepresores.

El percepción

La simple vista de un objeto pesado o difícil de manipulación (como el tapón de una pluma o de una botella de agua) o también el volumen de carga que debe efectuarse (como la selección de papeles, el hecho de hojear una revista...) me perturba con el miedo no allí de no llegar y de deber usar la fuerza física que perdí.

Hipersensibilidad

Pude constatar el desarrollo de mi hipersensibilidad. Estoy más a la escucha de mi cuerpo y soy por lo tanto más receptivo a toda señal. Por ejemplo, experimento circular las energías en mis piernas en sesiones de acupuntura y magnetismo. Mi hipersensibilidad aumentó considerablemente desde estos últimos años.

Imán sensibilidad a las ondas

Algunas joyas (incluso en oro), los relojes, los sujetadores a refuerzo metálico y los catalejos en metal me causan una sensibilidad electromagnética que se manifiesta por desordenes neurológicos. La sensibilidad a las ondas electromagnéticas se aumenta cuando yo útil mi ordenador portable sobre mis rodillas. Tengo entonces dificultades a aumentarme debido a fuertes tiesuras musculares en las pantorrillas y en las rodillas. Se crispan mis manos. A la oficina, siento a la oficina metálica conductora de ondas y sensaciones desagradables de vibraciones en mis piernas.

Segunda parte

Las comodidades de vida

El último caos y estos meses de "zombi", en la piel de otra, me he despertado con la firme voluntad de salirme. No podía convencerme sino yo estaba enfermo. No merecía eso. Siempre había tenido una vida tranquila y sana sin exceso. Habría desencadenado lo que pues esta enfermedad?

1.

El aspecto médico

1 – la medicina alopática

Nunca he tenido gran confianza al cuerpo médico. A cinco años, el único pediatra, preconizaba un régimen a base de picaduras mes a base de gammaglobulina con el fin de prevenir las enfermedades infantiles extremadamente doloroso. Este tratamiento con todo no fue eficaz puesto que se alcanza a mi hermano y yo mismo de enfermedad autoinmune. El traumatismo de las picaduras sigue siendo intacto aún y grabado en mi memoria. Comprendo la menor aguja y las extracciones de sangre son para mi un calvario. Yo puestos rígido todo mi cuerpo a la vista de una simple aguja. Sin embargo, busco desesperadamente una determinada comodidad de vida para reducir mis tiesuras.

Vacunación

La modificación de procedimiento de vacunación de la hepatitis B por las autoridades públicas me interroga aún. Algunos se conceden a decir que el aluminio en las vacunas podría perturbar la inmunidad y desarrollar enfermedades autoinmunes. Pero el beneficio de las vacunas que son más importantes que los posibles problemas, las vacunas permanecen en el mercado.

La vacunación del DT Poliomielitis tres meses antes de mi ignición muscular me vuelven perplejos aunque los médicos se conceden a decir que el retroceso es suficientemente grande para no abrumarlo.

Sesiones de quinesiterapia

Tres sesiones de fisio por semana aportan a mi cuerpo los beneficios de flexibilidad y bienestar en el cuello, la espalda, las piernas y manos. Del drenaje linfático de los miembros inferiores y superiores me dan un sentimiento de ligereza en mis brazos y mis piernas. Probé numerosos fisios. Algunos volverse hacia la distensión y la relajación con masajes suave, otros hacen masajes útiles (manos, pies, espalda). El beneficio está siempre presente.

Controles médicos hospitalarios

Con el fin de mejorar mi diario, me volví hacia el Centro hospitalario universitario en 2011 para ir seguido regularmente por los mismos personal y por materiales idénticos.Se efectuaron algunos exámenes y pudieron realizarle un seguimiento médico anual. Ninguna evolución desfavorable desde 2011. No obstante, el sentimiento de ser un objeto de curiosidad durante las consultas de los internos y visitas de estudiantes es bastante fuerte y más bien desagradable ante la mirada vacía del personal médico y la ausencia de comentario.

A lo largo de los años desde la ignición muscular, me fue indicado por el cuerpo médico las siguientes enfermedades sucesivas: el fibromyalgie, el dermatomyosite, el síndrome de solapo escleroderma y dermatomyosite luego la escleroderma tras el marcador positivo de los anticuerpos. Es decir que el diagnóstico fue dudoso durante cinco años, período durante el cual sólo hice extracciones de sangre regulares.

Ergotherapeuta

Mi encuentro con el ergoterapeuta del hospital lo puso del bálsamo al corazón gracias a su optimismo y a sus competencias. Gran mujer marrón rizada a la mirada viva que combina sus competencias profesionales su empatía, su sentido de la comunicación y su buen humor. A cada una de mis sesiones, gano algunos milímetros en la apertura y el cierre de mis manos. Trabaja sobre las fascias que son finas membranas que envuelven los músculos y órganos que se contratan, en particular, sobre crispaciones, la tensión y obtienen masajes manuales que facilitan el trabajo de relajación de los tendones. Ayudada de herramientas potentes, me hace trabajar las tres horas al día durante una semana. El mental debe acostumbrarse a ganar en flexibilidad y encontrar posturas que no integra ya. El trabajo por momento da la impresión que los dedos van a romperse debido a la aprehensión y el dolor pero la ganancia es cierta: un mediocentímetro por dedo por semana. Las sesiones son fatigantes pero tanto beneficiosas. Sin embargo, el trabajo se hace en suavidad, con masajes y de la manipulación adecuada a la patología. Gané tres centímetros por dedo al cierre gracias a su intervención en cuatro curas. Mi objetivo sigue siendo el cierre total de mis manos. Dado que no se alcanzó la amplitud articular, la esperanza no es un señuelo. El inconveniente del oficio es su asunción según normas estrictas de hospitalización en razón de dos a tres veces al año. La ergoterapia ocupacional es útil a la mejora de los síntomas o incluso a su curación. Esta especialidad no se desarrolla bastante en nuestro país.

2 - Las medicinas alternativas y paralelas

Los beneficios del yoga y el sofrología

Hice durante dos años lo aceleré yoga en los años ochenta, enseñado por una mujer de experiencia. Los movimientos lentos y aplicados de flexibilidad y estiramiento, de mantenimiento y fuerza aportan un bienestar físico y mental, una relajación y una plenitud cómoda así como una tonicidad corporal. Esta práctica física completa diaria de una hora treinta minutos aportan tal relajación mental que se establece una actitud zen que dura algunos días o incluso la semana. Se reconocen muchos beneficios en esta técnica venida de la India. Pero desde mis problemas de salud, me es imposible ponerme al suelo. No obstante, practico la respiración abdominal con el fin de aliviarme.

El análisis de la genealogía

Eso fue la ocasión de hacer investigaciones sobre mi genealogía y construir mi árbol genealógico con el fin de incluir mi historia familiar. Hasta invito a mis antepasados a mi curso con el fin de encontrar los vínculos entre los seres y sus semejanzas. Ayudada de las fechas de nacimiento de mis antepasados y de su curso de vida, hice descubrimientos interesantes. Anoto criterios genéticos, definiciones, semejanzas, una fidelidad familiar, etc llego poco a poco a hacer vínculos. Se dibujan entonces sobre mi paleta coloreada las características estructuradas de mi historia programada.

Las sesiones de kinésiologie

El kinésiologue, antigua enfermera, practica el kinésiologie, con varias técnicas desde por muchos años. Alargada sobre una cama, me dejo ir a la distensión. Utiliza el péndulo, las piedras, los aceites esenciales, las tarjetas de las plantas. Pregunta el espacio tiempo (presente, pasado, futuro) con el péndulo con el fin de ir en busca de una posible disfunción. Hizo resultar mis debilidades, mis miedos y mis interrogaciones. Le hablé de mis bloqueos profesionales. Me permitió colocar una imagen positiva sobre mí mismo con el fin de me ir antes de. A partir de la primera sesión, pude constatar el beneficio del trabajo sobre las energías ya que tomé conciencia de mis competencias de escritor y el resultado de mi proyecto de escritura de libro una decena de días más tarde. Entonces creé mi estructura de escritor público Plum' issime. Me pidió poner una imagen precisa de planta en mis lugares de paso con el fin de tenerlo a la vista lo más a menudo posible. Llegada a mi domicilio, tomé mis pinceles y tengo pinto la imagen florecida. Esta primera sesión fue muy rentable ya que desarrolló mi creatividad. Dos otras sesiones siguieron. Se ha sorprendido y quita a la vez al kinésiologue del beneficio de sus acciones. Me indicó que permaneceré en sus anales.

El magnetismo

Probado alrededor de quince años antes para problemas de agotamiento profesional y cansancio, me he vuelto hacia una persona que tiene del magnetismo. Salgo de estas sesiones con una energía y una distensión que me hace mucho bien. Hay para recargarme en energía y para aliviar mis tensiones. Estoy muy satisfecho de esta práctica.

El descubrimiento de la acupuntura

También me volví hacia la acupuntura que me permitía hacer circular las energías en mi cuerpo. A cada sesión semanal, las agujas establecidas en la espalda, los hombros, la cumbre del cráneo y las orejas perforaban mi cuerpo cuya piel fina sentía generalmente las picaduras como agresiones físicas. Un mal para un bien ya que en mis pantorrillas circulaba un mar ininterrumpido de hervor, como un torrente.

El descubrimiento de la homeopatía

Se me me decide que consulte a un homeópata para un trabajo de fondo, en terreno inmunitario. Un homeópata me incita aún más a comprometerme en un tratamiento a largo plazo ya que se reduce a la vez el número de dosis a un único tratamiento contra distintos tubos con un homeópata clásico. Pero la notoriedad del homeópata clásico inclinó en la balanza. Se me dieron el tratamiento homeopático a largo plazo y un tratamiento de prevención anti grippal.

Recientemente, fui a consultar a un homeópata en mi región retiro las alergias. Dotado con pequeños frascos que contienen los alérgenos, deposita cada frasco seleccionado sobre mi cuello (alárgase al mismo tiempo) luego, por una simple presión en las sienes, él prueba la alergia. A continuación, sin contacto físico, suprime el problema. Me encontró una alergia al plomo, al mercurio, al BCG y al arsénico. Debí constatar que mi tos grasa matinal se redujo claramente a partir del día siguiente. Con motivo de mi segunda consulta, tras el desmontaje de mi última corona, me encontró una alergia al mercurio, al plomo, al heno y polvo, a las alergias medioambientales, a la vacuna ROR y a los rayos gamma. En dos ocasiones, debió probar el mercurio y el plomo que parece bien afianzados a lo sumo profundo de mis órganos. Experimenté los efectos inmediatos en mis piernas al momento dónde el frasco se deposita sobre mi cuello. Raras son las personas que perciben esta sensibilidad. Añadió otro produce sin revelarme el nombre con el fin de constatar los efectos. Sentí picores de los pies a la cabeza, como una corriente que me recorría todo el cuerpo con escalofríos por momentos cuando la presión es demasiado fuerte, luego una fuerte presión sobre el cráneo (a la base y en la cumbre de la cabeza sobre todo), para a continuación para escaparse por el séptimo chakra.

El descubrimiento de la homeopatía

Se me me decide que consulte a un homeópata para un trabajo de fondo, en terreno inmunitario. Un homeópata me incita aún más a comprometerme en un tratamiento a largo plazo ya que se reduce a la vez el número de dosis a un único tratamiento contra distintos tubos con un homeópata clásico. Pero la notoriedad del homeópata clásico inclinó en la balanza. Se me dieron el tratamiento homeopático a largo plazo y un tratamiento de prevención anti grippal.

Comencé de las sesiones de masaje sobre mi cuerpo dañado por tanto tensiones musculares. Mis tiesuras no podían soportar ningún error como paseo a pie prolongado, carrera, bicicleta, yoga y sofrología (imposible de ponerme en tierra), piscina (drenaje prematuro de la piel y sobre todo de las manos con grietas)... Un poco de suavidad sobre mi piel se revela tener un efecto que relaja, descansado, liberando, e incluso descongestionando. ¡Algunos minutos de bienestar contra horas de tensiones! El masaje a las piedras calientes facilitó mi aumento físico ante meses de agotamiento y dolor. Mi presupuesto se carga de sesiones de masajes en distintos lugares.

Por otra parte tomé una suscripción para sesiones semanales de balneoterapia (baño turco, sauna y jacuzzi). Esta sesión de una hora me aporta un bien loco. El calor me conviene perfectamente. La distensión aportada por esta clase de técnica seguida de un té me obtiene una felicidad total.

La reflexología plantar

En sucesivas ocasiones, me beneficié de los beneficios de masajes plantares. Los puntos de acupuntura, los meridianos y los centros de nuestras energías sobre la superficie del pie ayudan a la circulación a propagarse en todo el cuerpo. El resultado es sorprendente. Una total distensión nos envuelve, el pie es ligero y la marcha flexible.

3 - Mejora de mi alimentación

Vistos los desordenes intestinales e hinchazones, me volví hacia un cambio de alimentación desde un año.

La harina de trigo

La harina de trigo evolucionó en detrimento de su calidad. La ingurgitación de gluten en el cuerpo va contra el bienestar digestivo. Es importante preguntarse sobre la necesidad de comer pan o platos cocinados. Tengo por mi parte suprimido la mayor parte de los alimentos a base de harina de trigo y mis intestinos se sienten mucho mejor.

Las leches

Probé la alimentación sin las leches. Detuve beber leche con chocolate que me causan de los hinchazones. Evité los yogures durante algunos meses. Pude constatar un adelgazamiento a nivel abdominal y una comodidad digestiva. Es cierto que en los años setenta, los yogures se vendían a la unidad en un envase en vidrio. En la actualidad, el comercio a grandes escalas ha transformado el consumo de yogur en detrimento de la calidad alimenticia.

La búsqueda de la defensa de la inmunidad

En el año 2005, hizo el encuentro de un generalista fuera de la nomenclatura que preconizaba el probiotiques. Aún no hechos caso en la época, con todo seguí a sus consejos. Hice curas que duraban de los meses con el fin de mejorar mi tránsito y encontrar de buenos intestinos. Recientemente, sobre los consejos de una farmacéutica, me dirigí hacia un médico generalista quien, a través de análisis biológicos muy detallados realizados en Bélgica. Un mes después de, los resultados fuera de las normas se agarran en el programa informático adecuado del médico que concluye a un tratamiento homeopático que debe encargarse en un laboratorio especializado en Bélgica. El tratamiento a largo plazo consiste en dosis a

1000K y mezclas de gránulos específicas en diluir en una pequeña botella de agua con toma diaria de una cucharilla.

Remedio del final del mundo: las plantas medicinales

Mi viaje en Londres este verano la ha traído en una calle del barrio cerdo. Un frente de almacén la desafió. Un cartel llamaba la guía: "Muestran a su lengua y a un médico hecho un diagnóstico gratuito." Libras que deben venderse en una sala, plantas en otra y del té, y la recepción con el médico chino lo consolidó en la seriedad de su planteamiento. Me atreví a entrar. Expliqué en inglés el objeto de mi llegada y el médico, después de haber observado mi lengua y haber tomado mi pulso, me hizo una resolución sobre un cóctel de plantas para propulsor la inmunidad, dar de la vitalidad y hacer los músculos. Debo decir que los efectos son muy rápidos. Me sentí diferente muy rápidamente. Mi cuerpo se hizo, permitiendo movimientos más amplios, y más flexibles. Mis piernas se doblan de manera cómoda y gano día después de día algunos milímetros de cierre. Poco a poco, llego a bajarme, ponerme en cuclillas y mantener el punto de vista cada vez más. Es lejos el tiempo en que mi cuerpo seguía siendo tieso como un "I"! La composición, a base de plantas chinas en forma de cápsulas, debe controlarse en Londres o en otros países. La planta más utilizada en la composición es la angélica, planta inmunitaria que sobrevivió a la superficie glacial, hace dieciocho mil de años. Utilizada por los Griegos, los Hebreos y los Romanos, su aceite esencial servía para hacer los músculos antes de los combates y soportar mejor los golpes. Tiene grandes propiedades. Se lo utiliza para tratar las bronquitis, los problemas de circulación, los espasmos musculares, los reumatismos, el insomnio, la falta de energía, la ignición de los intestinos y las indigestiones. Es un potente limpiador sanguíneo.

2.

Los consejos y astucias

El peor en la enfermedad es dejarse asumir por la medicina, de ponerse al lugar del "enfermo" y de dejarse guiar por el médico sin nada hacer. Ya que la enfermedad guia nuestros pasos. Es fácil volver a entrar en sus pantuflas y esperar mejores días. Esta actitud pasiva ante la vida es nociva para la supervivencia. Los consejos del generalista son raros con el fin de mejorar su higiene de vida por la medicina.

Con el fin de conservar autonomía relativa, la búsqueda de la funcionalidad es necesaria para tener un máximo de comodidad, seguridad y eficacia en sus gestos. Para poner todas las oportunidades de curación por su parte, es importante ser activo, detener fumar y tener una alimentación equilibrada.

1 - Alimentación.

Poner en entredicho sus prácticas alimentarias pasan por el hecho de estar dispuestas a limitar su consumo de comidas o bebidas azucaradas (cereales refinados, refrescos con gas, galletas, platos preparados, caramelos, los productos transformados...), de pensar por comer productos locales, las verduras frescas (verdes y coloreados) y los frutos rojos y negros evitando las cocciones a alta temperatura (barbacoa y chisporroteos), y optimizar las contribuciones en omega 3, antioxidantes, oligoelementos, magnesio y vitaminas C y D (anti dolor y activador del sistema inmunitario).

La alimentación sin leche y/o sin gluten puede aportar una comodidad y una reducción de las perturbaciones corporales.

Volverse hacia una herboristería es una condición muy interesante para aliviar sus males.

2 – Arreglo

Material

Evitar preferiblemente los arreglos demasiado bajos o demasiado altos y favorecer más bien el arreglo a altura de hombre.

Utilizar armarios murales a cajones corredizos con apertura y cierre facilitada o armario a estantes con baja profundidad clase biblioteca (30 cm solamente) para acceso libre sin tener que bajarse para tomar un artículo en el fondo del armario.

Comprar un medioarmario a zapatos con rebajas de baja profundidad (10 cm) muy fácil de utilización sin esfuerzo para guardar sus zapatos.

Instalar un elevador a cada pie de cama, sillón, o sofá con el fin de aportar un poco de altura a artículos que son bajos.

Utilizar un plan de trabajo de 95 cm de altura mínimo con el fin de evitar forzar sobre toda la cumbre del cuerpo (cuello, hombros, espalda).).

Instalar una alta tabla de bar en la cocina que sirve de servicio de comunicación, de tabla de trabajo y tabla de comida sin tener que bajarse.

Elegir sillas con bases cómodas preferiblemente alta para evitar sedoblar se piernas.

Hacer instalar más altos aseos que normal.

Utilizar un estante más bien que un ordenador ya que la pantalla táctil es funcional.

Utensilios de cocina

Comprar utensilios a amplia manga para tener una mejor toma.

Utilizar cuchillos en cerámica cuya cuchilla es más aguda.

Acostumbrarse a dirigir con herramientas útiles a pilas como abre-caja, abre-bocal, abre-botella, sacacorchos, mandolina, molino pimienta y sal, pelador que son fáciles de utilización y sobre todo que evitan forzar. La abrir-botella es un camarada de vida desde hace varios años, al igual que el pelador a pilas que ahorran mi fuerza.

La útil fractura bombillas en venta en farmacia facilita la vida.

Optar por la limpieza por el papel disponible con las cajas de pañuelos de papel para limpiar o incluso los rodillos de papel con distribuidor.

Comprar uno guarda-taza suspendidas a colocar en cuanto de trabajo que está a alcance de manos.

Cursos

Servirse de un bolso a ruedas (o cesta) para llevar los cursos (que difícil llevar demasiado pesado en el muñeca y el brazo que soporta una parte del peso. Elegir una cesta a tres ruedas con el fin de subir las escaleras.

Llevar preferiblemente los bolsos de curso u otro objeto con bolsos a manijas amplios que deben llevarse incluso alrededor de los muñecas o sobre los antebrazos e sobre los hombros.

Limpieza

Utilizar una escoba vapor para el suelo, los cristales, las griferías, lo ducha y la bañera, el lavabo y el fregadero así como una escoba para quitar el polvo al suelo con toallita de un solo uso y una pequeña manga para los muebles.

Utilizar heladas ducha a frasco bombea o mejor aún del jabón.

Poner guantes de cirujano para lavarse el cabello, hacer la vajilla o todas las tareas domésticas incluso en la manipulación lo que protege la piel y disminuye la sensibilidad.

3 - Confección

Favorecer las polainas al pegajosos. Algunos, raspadura dentro para el invierno que protegen bien frío.

Elegir calcetines o parte baja de contención para la circulación sanguínea (evitar los pegajosos difíciles a poner).

Comprar guantes calientes y confortables en seda (bajoguantes) o en lana.

 Favorecer prendas interiores calientes especializadas en la protección del frío con destino a las personas dudosas o en lugares fríos. (Pegajosos, camiseta, camisola...).

Elegir prendas de vestir de color que tienen una incidencia sobre el moral. Salir que no pasa de moda negro del invierno para adornar de colores calientes o fríos.

Suprimir los refuerzos en las prendas de vestir (sujetador sobre todo).

Evitar el puerto de joyas acero que es conductor de ondas electromagnéticas. La mayor atención debe elevarse a algunas joyas en oro que pueden implicar una aleación de varios metales también conductores de ondas.

Favorecer zapatos abiertos (clase mulas). No utilizar cierres a cierre ni cordones ni los dan una patada a hinchar ni las chanclas que sean difíciles de hinchar. Preferiblemente, tomar zapatos con cierre relámpago que difícil a manejar. Las bailarinas son fáciles de utilización. Los botines flexibles moutonnées son muy agradables de llevar aunque no tienen bien el pie. Las en acrílico son calientes y no apretadas. Una suela dentro puede ayudar a tener más caliente si la suela no es bastante aislante del suelo. El plato es a favorecer o a falta, un pequeño talón (4 cm máximo) preferiblemente en de filloa que amortigua los choques y talones compensados para un mejor mantenimiento y evitar las caídas o los desequilibrios.

Calentadores en los bolsillos aíslan del frío las manos y los pies. Una pomada labial grasa para los labios evita las grietas o grietas.

4 - Cuidados del cuerpo

Un punto particular puede ser considerado con el fin de ablandar sus desordenes por cuidados del cuerpo: balneoterapia (efecto analgésico y relajando agua caliente, favorece la relajación muscular), masajes dos a tres veces por semana en la quinesiterapia y modelados.

Cremas adaptadas al cuerpo son difíciles de encontrar. El hospital propone una preparación y una crema al ácido hialurónico reembolsadas por la seguridad social. Se reembolsan algunos vendajes para los dedos también.

Utilizar un edredón más bien que de los paños y coberturas, más fácil de manipulación. En invierno, el tejido en franela aporta mucho calor o suavidad.

5 - Ergonomía en el trabajo

Comprar plumas gruesas o bolas que deben deslizarse en torno a la pluma, una grapadora a pilas, a los dediles caucho a lengüetas para clasificar el papel, un brazo de teléfono, un estante a ruedas, una reposición-codo, de los guantes que calienta USB, una alfombra calentando, un pequeño ratón, un reposición-pie...

Pensar por poner guantes finos en seda por ejemplo para disminuir la sensibilidad de los dedos.

6 - Desarrollarsu red social

Aprender a respirar profundamente, practicar una actividad física, tomar el aire para oxigenar los tejidos y aumentar su tipo de vitamina D, y ventilarse contribuyen lo mejor posible ser (para la física y el moral).

Un aspecto importante no descuidar es mantener la red de amigos, a la familia y tener actividades sociales, artísticas o espirituales.

7 - Consideración de la desventaja

La ley sobre la desventaja de 2005 para la igualdad de los derechos y oportunidades, la participación y la ciudadanía de las personas minusválidas recuerda sus derechos fundamentales y la obligación de solidaridad del conjunto de la sociedad en su favor.

Reconocimiento trabajador minusválido modelados.

Sin baja para enfermedad durante tres años, el cambio sobre un puesto a cuarenta kilómetros de en casa en 2009 causó una ruptura profesional de seis meses (generada por cansancio suplementario y dolores físicos de las manos a toda la cumbre del cuerpo). En paralelo, deposité un expediente de declaración de trabajador dificultado ante la Casa departamental de las personas minusválidas (MDPH) con el fin de obtener una prioridad de cambio. Este reconocimiento es útil también para la jubilación, para los cheques vacaciones (reembolso más ventajoso).

Permite también beneficiarse de un tercero tiempo por los exámenes y ayuda y constituir un expediente de prestación de la desventaja para adaptación de su lugar de vivienda, de su lugar de trabajo y equipo o de ayuda al transporte.

Adaptación de puesto de trabajo

Siempre determinado a mejorar mi salud, en septiembre de 2012, deposito un expediente de adaptación de puesto de trabajo adjunto a mi patrono. El campo de pruebas comienza entonces para largas y dolorosas tensiones. El primer obstáculo consiste en la dificultad de encontrar material adaptado a mi patología. El segundo es hacer coincidir el material equivalente, por tres proveedores diferentes, a la misma tarifa. El tercero es proponer un período de prueba generalmente rechazado por los proveedores. El cuarto es recuperar presupuestos coherentes y justos por Internet en plazos razonables. El sillón y el reposición-pie, prestado gratuitamente durante una semana, se los suministraron, en septiembre de 2013, o sea un año después de mi demanda inicial luego una oficina y un medioarmario. En septiembre de 2014, pedí a mi patrono un estudio detenido por un ergónomo de trabajo que podría precisar mi ambiente de trabajo, percibir mis dificultades, evaluarlos y compensarlos con la recomendación de pequeño material. La oportunidad de la compra de un medioarmario a pequeños cajones con una clasificación completamente (clase arquitecto) más bien que la utilización actual de grandes carpetas de formato A4 a espalda amplio en un gran armario me parece juiciosa, al igual que un pequeño ratón, de los guantes que calienta y una reposición-muñeca.

El derecho a compensación

El proyecto de vida de la persona constituye el derecho a la compensación de su desventaja.

La prestación de la desventaja financiada por las colectividades territoriales del suministro de un armario mural a cajones en la cocina así como de pequeños materiales de cocina a pilas como abre-caja, abre-bocal, abre-botella, molino pimienta y sal, pelador y rallador.

Por otra parte, la adaptación de mi sala de agua fue financiada por mi proveedor de fondos con retirada de una ducha zueco de los años setenta para una ducha a recipiente plano de noventa cm así como la instalación de grifo a pico largo a los distintos pozos de agua en la cocina y la sala de agua.

Incapacidad

En el CPAM, tres categorías de incapacidad en el trabajo existen a raíz de un paro en larga enfermedad.

8 - Distintas ayudas

Ayuda humana

Las mutualidades conceden el ayudan humana a domicilio (hogar, curso, custodia de hijo) para un período corto o incluso al año. Mi previa petición, mi mutualidad me concedió una ayuda doméstica excepcional durante varios años. Pude contar con un apoyo regular que me ahorraba mi energía y sobre todo permitía una higiene de mi interior y circunstancialmente una ayuda a la cocina.

En paralelo, encargué mis cursos por Internet en un supermercado cerca de mi vivienda, con entrega a domicilio, en mi cocina. Era las primicias de la entrega a domicilio, mucho antes el "drive" creadas por grandes signos comerciales para el pedido por Internet y la entrega de los cursos en el maletero mismo de su coche, al almacén. Qué alivio!

La seguridad social participa en esta prestación a la salida de hospital.

El asistente social del personal ayuda a los asalariados a constituir expedientes y a proponer toda solicitud de ayuda.

El servicio del dolor de los hospitales objetivo de los participantes especializados en su alivio (acupuntura, masajes...) y oferta la oportunidad de tratamiento en un mismo lugar.

Los momentos de soledad son grandes. Podría compararlos a la salida de la maternidad donde se agota a la madre de una maternidad y de un reciente parto y que necesita apoyo, ayuda doméstica y culinaria y guardia temporal, alguien fiable sobre quien de apoyarse. Una llamada telefónica, una visita de amistad, una tarde piza, una cesta de frutas, un plato caliente, una salida cine organizada, una tarde baño turco, una canguro, uno transferida al mar para tomar un cuenco de aire...

Todo pero no hay piedad! Este sentimiento que acentúa mal-ser el y la consideración de nuestro ambiente de la gravedad y el peligro. El papel del ambiente es por lo tanto esencial con el fin de salir del aislamiento.

Ayuda material y financiera

La adaptación de puesto quizá facilitada por su patrono a través del fondo para la inserción de las personas dificultadas en la función pública y en el sector privado. La adaptación de la vivienda por medio de la prestación de compensación de la desventaja (PCH) en la Casa departamental de las personas minusválidas (MDPH) después de haber depositado un expediente reconocimiento de trabajador minusválido.

El AGEFIPH abre el empleo a las personas dificultadas en la construcción de un proyecto profesional, formación, adaptación al empleo… El patrono, en su ámbito social, aporta una ayuda financiera a sus empleados para una ayuda humana, y una ayuda material.

La seguridad social puede conceder una ayuda financiera sobre los cuidados costosos, al igual que la mutualidad. La cura termal es un activo para obtener más comodidad. En Ald (afecto largo durado) se reembolsa la cura. Raras son las personas que no se alivian incluso parcialmente.

La sobre complementaria oferta de las prestaciones de reembolso que deben descuidarse. Su suscripción es anual y puede utilizarse uno o más años si necesario.

La solicitud de afecto largo duréeest hecho por el médico para el curso de salud y los medicamentos vinculados al afecto cuya asunción por la Seguridad social permite el reembolso a cientos para - cientos.

Se creó a una asociación de ayuda al fibromyalgiques. La tela es rica de información útil para las personas interesadas.

Tercera parte

El despegue de Phoenix

Sentía que tenía aún algo que aprender sobre mi enfermedad. No me renunciaba a aceptarlo. Mi voluntad de ir del frente y de enfrentarlo, para reducirlo y reducirlo a nada era más fuerte que todo. No! No estoy enfermo. Me no resistirá.

1.

En marcha hacia una mejor vida

En septiembre de 2013, mi energía de conquistar mi enfermedad es todavía de actualidad. Me vuelvo hacia un ortofonista con el fin de mejorar mi apertura oral y la flexibilidad de mi piel sobre mi cara. Al teléfono, para una toma de cita, el ortofonista me indica que no necesito ella ya que mi elocución es audible. Me me propone me volver hacia un estomatólogo que trata la boca y las detecciones neurológica.

Por oportunidad, me aconseja a un estomatólogo a ocho kilómetros de mi lugar de vivienda. Tiene una larga formación inicial. Su misión es la ciencia médica de la cavidad oral. Mi primera toma de contacto telefónica con su ayudante dental la confundió ya que la consulta estaba vinculada a una radio panorámica oral para que el doctor pueda ver con exactitud el origen de mis males. Se me persuadía de que no tenía nada a los dientes. Iba en el dentista desde todo joven y me hacía ocupar mis dientes regularmente. Me renunciaba a pesar de todo a hacer lo necesario ya que mi curiosidad y mi voluntad de avanzar me empujaba en la acción.

Me encuentro en octubre de 2013 pues con motivo de mi primer cita, en final de tarde, yo me avanzo en un barrio tranquilo. El ayudante, una joven mujer rubia de una cuarentena de año al cabello largo vestido de unos pantalones blancos aumentados de una blusa blanca y calzada de zuecos me presenta en la sala de espera blanca en la cual soy la única paciente. Tiene la mirada viva e impone por su sola prestancia unos conocimientos técnicos. Agradable y a la escucha, me explica la pertinencia de la radio panorámica. Me espero algunas sorpresas pero ciertamente no a las imaginadas.

Luego sólo, observo intrigada los cuadros colgados a la pared. Soy atraído en primer lugar por un gran cuadro horizontal "Resonancias dentales" del Dr. Albert Roths en quien figura una fotografía panorámica del mandíbula con la correspondencia de los dientes numerados con el cuerpo y su repercusión sobre la salud. Intrigada por este cuadro que trono en fondo de sala de espera, leo e intento descifrar el significado relacionado con mi dentición. Difícil análisis que lo deja a la vez perplejo y curioso de comprensión ya que cada diente puede ser a la vez responsable de síntomas corporales y puede dar también una indicación sobre una problemática psicológica del paciente. Por ejemplo, el diente n° 35 corresponde al algodystrophie del hombro y a la fuerza muscular.

Otro cuadro titulado Fibromyalgique "en busca de sus ejes" explica la disfunción de los ejes del cuerpo humano sobre un fibromyalgique paralelo con la postura normal. Una lista imponente de lo que experimentan, esto de los que se compadecen, lo que los deprime y lo que los obstruye me causa de los escalofríos en la espalda.

Atento a estas indicaciones, no puedo hacer un vínculo real puesto que para mi, por una parte, mis dientes son sanos ya que las visitas en el dentista se conectan desde mis seis años y por otra parte, mi cuerpo es derecho y suficientemente tieso para no inclinarse como sobre la imagen mural.

A lo largo de los años, las caries se acumulaban, las grandes amalgamas y las coronas florecían en mi boca con todo mantenida regularmente por mi dentista que, a cada una de mis visitas, encontraba un lugar para hacer volver a su rueda. Era por lo tanto que confiaba sobre el diagnóstico del estomatólogo que no podía acusarme cualquier anomalía dental sobre mis dientes. Mi boca era sana. Ninguno faltaba (excepto dos muelas del juicio arrancadas los años anteriores).

Con todo, estoy a mil de lugares de imaginar lo que va producirse y a revolucionar mi vida.

El doctor es estomatólogo y osteópata dental, desde una treintena de años. Curioso y en búsqueda de explicaciones concretas y formaciones con el fin de hacer evolucionar su trabajo, se ha interesado por el fibromyalgie desde hace varias décadas.

Me acoge en una gran sala de trabajo blanca adornada de grandes ficus cerca del sillón del paciente y su gran oficina en madera ante la puerta de entrada. Es grande y fino, al cabello entrecano, de una cincuentena de años. Me da una buena impresión en su blusa blanca de cirujano. Me cuestiona sobre la razón de mi llegada y consulta mi escáner minuciosamente. Inicialmente, sospecha de un problema en mis encías en las incisivas inferior a la vista de un pequeño quiste. Luego me pide exponerme y pedir prestada la larga alfombra roja rectangular al suelo sobre dos idas y vuelta con el fin de ver mi planteamiento. Me informa de que mi planteamiento es dudoso y que mi cuenca no es derecha. Me propone entonces ponerme en cuclillas. Ante mi imposibilidad debida a mis tiesuras musculares en todos los desarrollas los músculos de los muslos y pantorrillas, de los brazos y de la espalda, me hace inclinarse a continuación, piernas y brazos tensos. Con ayuda de un metro, mide a mi mayor de edad tenso que se sitúa a veintisiete centímetros del suelo. Por fin, me pide bajarme detrás. Me realizo doblando ligeramente las piernas. No sólo, no puedo bajarme, sino que además no puedo recuperarme si caigo ya que mis manos me impiden que me homologue completamente ya que casi se solidifican con dedos tiesos e inflados, enrojecidos a las articulaciones cuya imposibilidad de abrirlos completamente y de cerrarlos me obsesiona todos los días.

Observo su cara y el de su colaboradora cuyo estupor se deja leer fácilmente. Conozco mis dificultades pero el hecho de mostrarlos me pone rápidamente mal a la comodidad, reconociendo mis debilidades y mis incapacidades, a mi edad. ¡Le explico ser encarcelada en mi cuerpo puesto rígido desde hace ocho largos años y haber tenido la impresión de envejecer de cincuenta años en algunas horas! Anquilosada, mi cuerpo me parece tieso como un robot!

El doctor me propone instalarme sobre el sillón, observa y análisis mi boca, toca manualmente la parte de mi cuello en la raíz del cráneo. Luego, hace una prueba con el fin de medir la corriente galvánica en mi boca. Me pone "a la masa" afectando una amalgama con un utensilio. Sin cerrar la boca ni tragar, rehago los ejercicios anteriores sobre la alfombra. Mi marcha se vuelve más pesada, más afianzada en el suelo, mi eje de balancín delantero gana veinte centímetros y con su ayuda, llego a ponerme en cuclillas a los dos tercios. Es increíble! Hizo lo que? Eso es digno de un mago! Mi cuerpo no responde ya de la misma forma. Gana en flexibilidad. Revivo! Es el día y la noche en algunos segundos. Tengo la impresión de tener un lifting y de sentirme ligera como una pluma. El doctor me informa de que los efectos son temporales a lo sumo de algunas horas ya que la corriente en boca mezclada a la saliva inducirán un efecto de tiesura probado. En efecto, la tiesura se reinstaló en la tarde, bloqueando mi cuello y mis hombros a continuación, en un torno insoportable.

Pero salgo crecida de esta experiencia ya que tengo por fin la esperanza de un mejor futuro. Optimista y pleno de entusiasmo, comienzo a soñar con movilidad.

El doctor se lanza entonces en explicaciones simples y concretas. Mi boca se recorre de corriente eléctrica entre los distintos dientes induce por las numerosas amalgamas en mi boca precisando: "Se diría "Chernóbil"! "

Se trata del electro galvanismo oral. Los distintos metales sobre los dientes ocupados en el precintado o amalgama (compuestos de mercurio, dinero, paladio, níquel, cromo, berilio, cobalto, galio, molibdeno, iridio, indio y titanio) combinados a una saliva conductora y a una presencia de microorganismos (estreptococos mutantes y hongo albicans) favorecen el electro galvanismo.

Mi boca se llena pues con mercurio! Nada de que asombra que mi salud se haya deteriorado. Mi cuerpo no puede mas soportar estas dosis importantes de cuerpos extraños dañinos. El hecho es que la barrena esquelética es obvia, el peso de mi cuerpo a continuación con apoyos plantares y dentales así modificados. Es necesario e importante proceder cuanto antes a su retirada, de manera lenta y precisa, según un protocolo concretado por un presupuesto validado por las dos partes:

- dos a tres sesiones de osteopatía dental no reembolsadas por la seguridad social con el fin de favorecer la oclusión. Se trata de corregir si necesario el cierre de la boca por el ajuste del mandíbula sin dificultad.

- Luego, el análisis de los dientes más alcanzados corriente galvánica con el fin de ocuparlos.

Los cuidados serán largos y costoso tanto más que mi boca implica una decena de coronas y amalgamas antiguas. Tras los cuidados, mi cuerpo permanecerá aún encargado de mercurio que se eliminará a medida de los meses o incluso un año. Es indispensable beber diariamente dos a tres litros de agua además de las bebidas Anexo (té, café...).

Le pido explicaciones sobre el cuadro de coincidencia de los dientes con problemas físicos indicado en su sala de espera. El médico me informa de que los dientes están en estrecha relación con la fisiología del cuerpo. Están en vínculo directo con un órgano o vértebras; los músculos de los mandíbulas y los de la cuenca están en conexión. Por lo tanto, las tensiones musculares no equilibradas dolores lateralmente causan a las clavijas, a las rodillas, y a las caderas. Precisa la necesidad de tener una visión global del cuerpo y no de un único diente que ocupar.

Por otra parte, la amalgama (o precintado) es la obturación el más conocida y el la más utilizada constituida por una aleación de distintos metales cuyos cerca de cincuenta para - cientos de mercurio, treinta para - cientos de dinero, treinta para - cientos de cobre y estaño, así como del cinc, el berilio, el cinc, el dinero o el paladio...) con el fin de mejorar las calidades de la obturación. Sus ventajas son múltiples que van de la facilidad de manipulación, la rapidez de instalación, a la gran resistencia mecánica y a la buena estanqueidad a largo plazo así como un coste escaso con reembolso por la seguridad social en Francia.

Pero al cabo de algunos años, los efectos negativos sobre la salud causan la liberación de cerca de cincuenta para - cientos del mercurio en la boca o en los órganos del cuerpo (cerebro, riñón, hígado, sistema gastrointestinal). Esta disfunción es acentuada por el electrogalvanismo que pone en presencia dos metales diferentes en boca con un líquido (amalgama y corona o prótesis y saliva). Infecciones bacterianas y virales o también el desajuste del sistema inmunitario con la aparición de enfermedades autoinmunes atacan todo cuerpo sano. Sólo el desmontaje de las amalgamas según un protocolo adecuado no perjudicial al paciente es indispensable para no acentuar los efectos dañinos sobre el cuerpo humano. Los pocos expertos se lanzan en la aventura. Fui fiel a mi dentista durante treinta y cinco años, hasta su jubilación. Nunca se ha atrevido a intentar la experiencia, pretextando las fechorías de la intervención en favor de su mantenimiento en boca vista su antigüedad.

Terminada la consulta, tomo conciencia con escepticismo que mi encuentro es crucial y que es el inicio hacia una nueva vida mezclando al mismo tiempo numerosas interrogaciones de confianza que tengo deseo de dar a este desconocido. Pero la experiencia me intenta visto el resultado probatorio de esta primera consulta.

De vuelta a mi domicilio, reflexioné sobre el discurso respaldado por el doctor. Me preguntaba a la vez sobre la veracidad de sus declaraciones y sobre sus competencias. Si todo era verdadero, la práctica sería corriente y reconocida del Gobierno. Consulté su lugar muy explícito que me parece hacer claramente resultar sus competencias. Da conferencias, formaciones y escribió incluso un libro sobre el tema.

Dudé mucho en invertirme en este proceso. Lo que está en juego es importante: recuperar mi salud. Pongo en la balanza el número de años en que las frustraciones, las crispaciones, las tensiones musculares y las numerosas imposibilidades diarias me exasperan así como la pérdida real de alrededor diez años de mi vida en este yugo y sobre todo la sensación de ser viejas del doble de mi edad! El presupuesto que debe invertirse es dudoso pero consiguiente puesto que las mejoras se constatarán a medida y la duración parece extenderse aún más sobre el año, o incluso. Y decir que pensaba no tener nada que ocupar en mi boca! Qué revelación!

2.

El renacimiento

Mi próxima cita en noviembre de 2013 está destinada a solucionar los importantes problemas de desequilibrio occlusal de tipo ostéopathique.Con ayuda de la rueda, se trata de ayudar a mis mandíbulas a cerrarse sin desconcierto, y a liberar sus movimientos laterales y antes de detrás y de reequilibrar los apoyos de mi mandíbula. Las primeros actas son alarmantes. Al cierre de mi boca, no tengo ningún movimiento posible a continuación, detrás, ni sobre los lados. Mis mandíbulas se encarcelan una contra otro sin posibilidad de movimiento. Me acuerdo de alertar a mi dentista en los años noventa sobre esta sensación exactamente después de haber realizado una grande amalgama. Su respuesta estuvo como un cuchillo, rechazando mi acta, con seguramente el sentimiento poner a falta sus competencias.

Algunos golpes de rueda más tarde tras impresiones específicas, mi mandíbula se desenredan instantáneamente. Se me liberó tengo entonces la sensación agradable. Al mismo momento, un mar surge en mis pantorrillas, como un torrente vivo que circula en mis piernas y mis pies. Reanudo posesión de mi cuerpo.

Basta con imaginar la felicidad, el bienestar, la esperanza encontrada y la comodidad sobre la única utilización de la rueda! Me siento de una ligereza que me faltaba desde así mucho tiempo. Dos sesiones de treinta minutos cada una bastó para acabar con estas molestias.

El mes siguiente, en diciembre, viene la cita en el estomatólogo que transformó mi vida de una manera fenomenal, inesperada y mágico ya que la primer cita dio el tono hacia el renacimiento, mi resurrección y la esperanza hacia una mejor vida.

1 - Medidas de la corriente galvánica

El doctor midió el tipo de corriente galvánico en cada una de mis dientes. La medida aceptable es menor de 100 milivoltios (MV) y menos de10 microamperios (mi) por diente. Pero mi boca presentaba ese día de los datos calculados increíbles.

Los dientes se numeran así, de derecha a izquierda sobre el maxilar: muela del juicio 18 - muelas (17 - 16) - premolares (15 - 14) - canino 13 - incisivas (12 - 11 - 21 - 22) – canino 23 - premolares (24 - 25) – muelas (26 - 27) - muela del juicio 28 y sobre la mandíbula: muela del juicio 48 - muelas (47 - 46) - premolares (45 - 44) – canino 43 – incisivas (42 - 41 - 31 - 32) - canino 33 - premolares (34 - 35) – muelas (36 - 37) - muela del juicio 38.

Maxilar: premolares: n° 15: 81 MV - n° 24: 143mV-n° 25: 142 MV y muelas: n° 16: 89 MV y n° 17: 76 MV - n° 26: 107 MV

Mandíbula: premolares: n° 35: 196 mV-n° 45: 200 MV
molares: n° 36: 131 mV-n° 37: 125-n° 46: 215 MV n° 47:
89 MV - muela del juicio n° 38: 152 MV

2 - Orígenes probables del fibromyalgie

Había hecho investigaciones serias sobre la evolución de los síntomas, la ignición muscular y los vínculos con los cuidados dentales y mi curso médico a través de un cuadro detallado.

Observo como una evidencia la marcha pasada hasta el fibromyalgie: la toma de tetraciclina a la edad de tres años, mi embarazo, mis dos coronas colocadas a seis y nueve meses después del nacimiento de mi hija, los grandes problemas intestinales justo después de la comida que siguieron, luego mi ignición muscular solamente cinco meses después de la instalación de la última corona y tres meses después de la vacunación del DT poliomielitis.

Resulta que después del nacimiento de mi hija en octubre de 2004, consulté a un dentista urgentemente (se los no podían recibirme) siete meses más tarde para dolores de muelas en mayo de 2005 que me puso una corona en cerámica sobre la muela n° 46 después de una hora de trabajo. Tengo el recuerdo que tenía del mal a trabajar, sobre todo sobre los canales de mi raíz irritando al mismo tiempo. Luego, dos meses después, de en julio, otra visita en otro dentista de sustitución se terminó por otra corona en cerámica sobre el premolar n° 35. En septiembre del mismo año, me hago que vacune por mi generalista del DTP. Cuatro meses más tarde, sufro de ignición muscular generalizada. Las coincidencias son sorprendentes a algunos meses de intervalo, que a priori, sin relación de causalidad hasta mi consulta de este famoso mes de diciembre.

3 - Desmontaje de las amalgamas

El estomatólogo decide comenzar la retirada de la corona sobre la muela n° 46 - colocada inicialmente desde hace ocho años y mitad, en mayo de 2005 luego sustituida por una mutualidad dental en 2008 (solamente tres años más tarde) - cuya intensidad es muy elevada en milivoltios. Después de haber utilizado la rueda para recortarla, lo extrae de mi boca y la instalación sobre mi cajón. Mi cuello implica tiesuras cuyos dos puntos de presión vinculados al fibromyalgie siguen siendo duros y dolorosos. Mis brazos son tiesos cuando el doctor intenta colocármelos sucesivamente detrás de mi cabeza. Dolores musculares me tiran y me impiden que los aumente detrás mi cabeza. Luego, la deposita con su pinza sobre el estante de trabajo, a cincuenta centímetros de mi cuerpo. Practica nuevas pruebas sobre mi cuello que se hace instantáneamente. Mis brazos pasan detrás mi cabeza sin dificultad. Al mismo momento, experimento entonces en mis piernas un fenómeno extraño. La circulación se hace naturalmente, como un torrente que pasa en mis pantorrillas y hasta mis pies durante toda la duración de la intervención. Tengo la impresión de una ligereza. Me pide entonces levantarme e ir a lo largo de su alfombra roja para ver el fenómeno. Después de un momento de pérdida de señal físico, mi cuerpo se recobra y mi marcha se vuelve más segura, los pies bien afianzados en el suelo. El doctor me pide bajarme a continuación piernas tensas. Me realizo. Mientras que mis mayores de edad tensos eran a veintisiete centímetros del suelo desde hace ocho años, se encuentran sin ninguna dificultad a siete centímetros del suelo. ¡No hay! Los músculos de mi espalda, mis muslos, mis pantorrillas, mi cuello y mis brazos me autorizan por fin a bajarme a continuación. Constato mientras que mi problema físico viene bien pues de mis dientes. Ninguna otra explicación es posible. Recupero el sillón médico y el doctor se basa la corona en mi cajón. Mi cuello y mis brazos se ponen rígido y mis manos se contratan. Efectúa la toma de impresión y coloca un diente provisional y me da cita para otra sesión. Se me colma de felicidad. No estoy pues enfermo! Mi salud va pues a mejorarse de día en día como me lo indicó.

Ocho largos años de vida monacal, privaciones, impedimentos físicos, de reducción de moral, de inquietud... Ocho años que me impidieron vivir normalmente con mi niño abajo edad y aprovecharse plenamente, con la imposibilidad de llevarlo en mis brazos, de levantarlo, correr con o bajarme, hacer marchas prolongadas sin tensiones musculares sobre las pantorrillas, los hombros y el cuello, jugar a las cartas o todo juego de manipulación, poner joyas, etc Ocho años de astucia para meconducir o lavarme, para hacer la cocina y los actos domésticos, para hacer mi cama y efectuar el proporcionar tanto y de otras dificultades. La lágrima al ojo, me pongo a soñar con un mejor mundo. Me atrevo a esperar a la mejora de mi vida, de mi diario y a mi futuro que se anuncia radiante. Ese día suena el renacimiento, mi venganza sobre la vida aunque debo aún esperar un año o dieciocho meses o incluso más aún para que elimine el mal que corroe mi cuerpo sin gritar estación, que se propagó insensiblemente en mis órganos para reducirme a la vida carcelaria, encarcelada en mi cuerpo dañado. Revivo!

El doctor me colocó la corona quince días después de autocar este plazo de tiempo es indispensable para que el cuerpo se acostumbre petit-à-petit y evitar así las molestias físicas causadas por la precipitación de los cuidados. Ahora bien, cuatro días bastaron para que se rompa en mi boca a la presión de la comida. Resulta que tengo una alergia importante a la circona y que no puedo tener que coronas especiales "lavé ultimate" y no "inlay core". El doctor realizó la prueba en su gabinete en mi consulta y mi cuerpo reaccionó instantáneamente en la crispación acentuada (cuello, brazo y manos) con la corona incriminada. En posesión de mi nueva corona, la apertura de mi boca se hace mayor. Mis colegas de trabajo me han señalado a este período una neta mejora de mi cara descansada y aflojada con efecto buena mina. ¡Número de entre me pidieron mi secreto de belleza! Se sonsosaba y se aliviaba mi piel se revitalizaba, alimentada, coloreada, aflojada con menos arrugas orales. Por otra parte, vista la circulación mejorada en mi cuerpo, he eliminado las prendas interiores calientes polares desde este período y las capas superpuestas de prendas de vestir en la cumbre del cuerpo (bajojersey, bufanda o fular, gorro). Mi estatuto de mujer extremadamente dudosa se vio transformado.

En marzo de 2014, se adoptan nuevas medidas relativas a la corriente galvánica sobre las cuales la corriente bajó sensiblemente en general después de la retirada del los más importantes proporcionadas tres meses antes:

Maxilar: premolares: n° 15: 78 MV - n° 24: 103 MV n° 25: 63 MV y muelas: n° 16: 85 MV y n° 17: 66 MV - n° 26: 93 MV

Mandíbula: muelas: n° 36: 100 MV - n° 37: 101 - n° 47: 89 MV

La comprobación de la disminución de la dosificación en MV es que agarra sobre los dientes restantes. Se vinculan entre por la corriente galvánica. El desmontaje del proporcionada influye sobre inevitablemente a la baja las cifras.

La muela n° 37 se llena con amalgama dental. El desmontaje del mercurio bajo presa dental es indispensable. Se trata de un cuadrado de látex muy fino y flexible completamente impermeable sobre protección toda intrusión del mercurio por vía oral en los órganos vitales.

A finales de abril, llega a continuación el arranque de mi muela del juicio n° 38 que no tiene colgante sobre el mandíbula opuesta lo que puede causar desordenes corporales. Se ha sido ocupada en varias ocasiones e implica una grande amalgama en su centro y un pequeño sobre una de los bordes. El arranque fue largo y la cicatrización me dio dolores durante una quincena de días.

Puedo afirmar que en la primavera 2014, netas mejoras físicas me hacen encontrar mi energía y mi dinamismo. Vi también fuerte atenuación de los nódulos sobre mis articulaciones. Mis brazos son más móviles y pueden en adelante funcionar detrás o en el aire más fácilmente. Encuentro sensaciones agradables de movimientos. A raíz de la relajación de las tensiones e inflados, mis antebrazos encuentran flexibilidad. La sensación de final de madera desapareció.

Con el desmontaje de la corona n° 35 en junio de 2014 (colocada inicialmente en junio de 2005 de los cuales la intensidad es muy elevada en milivoltios), aún una revolución en mi cuerpo se hace sentir.

Pude constatar fenómenos importantes de mejora como la apertura oral mayor a cuatro centímetros y mitad en vez de dos centímetros diez milímetros (con ganancia de dos centímetros cuatro milímetros), fuerte atenuación de los nódulos sobre mis articulaciones (codos, rodillas) y desaparición en las clavijas, mis bajomejillas vueltos a inflar, una flexibilidad y una coloración de mi piel con atenuación de la sequía en las manos y proceso de desinflado iniciado de los tendones de los dedos, una mejor movilidad en el estiramiento posible de los pies y dedos del pie y de las noches correctas las ocho horas de sueño. Tengo una sensación de vivir en la flexibilidad aunque soy aún tieso. Hago el vínculo evidente de la resonancia dental sobre el cuerpo: la fuerza muscular vuelve de nuevo poco a poco gracias a este diente (cuadro de Dr. Roths) como si una descongestión era en marcha.

Luego, el desmontaje de las amalgamas sigue durante el verano, la corona n° 45 y la grande amalgama sobre el diente n° 47 mejoran poco a poco el conjunto de mis desordenes.

En julio, con el diente n° 45 (también muy proporcionada en milivoltios): desmontaje de la corona y reconstitución de la espiga titanio te core, mis bajomejillas ganan aún en volumen. El modelado de la cara reanuda una forma conveniente.

Desde el verano 2014, encuentra la posibilidad de aplaudir. Oigo el ruido de afectarla de mis manos una contra otro con fuerza, y completamente. Puedo por otra parte, gracias al desinflado de los tendones de las falanges cerca de la palma de las manos, cruzar mis dedos. ¡Ocho largos años durante los cuales me era imposible cruzar mis dedos! Eso parece absurdo pero con todo este gesto no hacía ir más de mi diario. ¡El único hecho de pensar me hace frío en la espalda!

En septiembre y octubre de 2014, las coronas sobre los premolares 24 y el 25 se depositan luego sustituidas.

A las puertas del año 2015, se suceden las intervenciones con retiradas de las grandes amalgamas de las muelas 15 y 16 luego en la primavera del 26 y 27. El color grisáceo se redujo sobre mis dientes (caninos) que se volvieron más blancos.

El más doloroso fue el 27 ya que se encuentra en el fondo de la boca. Mis labios no soportaban ya la apertura prolongada y los desarrollan los músculos de me quemaban a la esquina de los labios. El doctor tenía enormemente mal a trabajar ya que casi progresaba al ciego. Se me alargaba al horizontal sobre su sillón y él colocado de a través de para llegar a terminar su trabajo que duró una hora durante.

Estoy agradecido del profesionalismo del estomatólogo, competente y apasionado por su trabajo que pretende aliviar al paciente a pesar de grandes dificultades según sus pacientes. Me debo rendirle homenaje y agradecerlo bien calurosamente a su justo valor. Procura que desde una treintena de años sus pacientes conozcan el beneficio de sus diagnósticos y sus competencias en el marco su trabajo. Hice un encuentro capital en mi vida y deseo transmitir mi experiencia enriquecedora que pueda obtener tal bienestar que sería egoísta no difundir la información a todos.

Luego, una corona acero (muela n° 36) sigue siendo en boca. Ahora bien, tres sesiones de ajustes fueron necesarias en cinco meses. El doctor tomó la decisión de sustituirlo a la ocasión ya que le parecía que no era anodina. Para ser sinceros, me sentía como embrumée, como en el "vaps", se vaciaba, sin vivacidad, dificultad de avanzar sin ver el final, agotada por el menor trabajo, a final antes de empezar, sin energía y sin poder. A medida de las semanas, sentía un desconcierto que se ampliaba en boca. A cada masticación, los alimentos se encontraban prisioneros y colgados entre dos dientes. El lado opuesto tenía los mismos síntomas. Se volvía difícil comer fácilmente. Debía tomar una cura-diente para sacar los alimentos de sus alojamientos.

En diciembre, la sorpresa fue grande en su retirada. El mercurio cubría mi diente desvitalizado! El procedimiento específico se adoptó bajo presa. Tras los cuidados, se colocó un diente provisional.

Salí de su gabinete con una vitalidad, una energía y un deseo de hacer uno ciento metros! Me asombro siempre de los síntomas beneficiosos después de mi paso en el estomatólogo. Qué felicidad de sentirse ligera! Qué sentimiento de libertad!

Se me asombra siempre de los beneficios instantáneos recibidos a cada cuidado. Redescubro a cada sesión la sorpresa de experimentar sensaciones importantes dentro de mi cuerpo y sobre todo este mar en las piernas. Llego a saber a qué lugar el desconcierto está en la boca para un pequeño ajuste. Siento las agujetas evolucionar. Estoy tanto a la escucha que desarrollé esta competencia. Soy en efecto una de las raras personas que sea hipersensible.

Qué placer de moverme más fácilmente! Qué alegría de progresar y ganar siempre más en flexibilidad! Salí de la sesión plena de energía. Me volví a poner a la escritura de mi libro la noche mismo empujado por una fuerza sobrenatural, un deseo de avanzar y terminar mi objetivo fijado y de concretar el final de mi curso sobre la tela.

3.

Todas alas desplegada

Trece dientes desprovistos de mercurio y aleación nocivos para mi cuerpo humano volvieron a dar un golpe de resplandor al esmalte dental.

No tengo ya en boca mercurio en adelante. Con todo, mi cuerpo sufre aún las fechorías de esta intoxicación, de este envenenamiento en mis órganos.

De día en día, gano también en flexibilidad, mi piel sonsosada sufre cada vez menos de sequía, encuentro sensaciones olvidadas desde cerca de una década: secar una esponja, bajarme, ponerme en cuclillas, aplaudir, cruzar los dedos… e hacer incluso algunas posiciones de yoga. Mi fuerza muscular vuelve de nuevo poco a poco aunque soy aún de cincuenta para - cientos de las capacidades musculares de una mujer de mi edad. Hago balance rápido de la regresión del fibromyalgie y constato con estupefacción que no tengo más de colitis, hinchazón, de rinitis. Solos algunos pequeños nódulos aislados son aparentes sobre el codo izquierdo y la rodilla derecha. Resisten aún de las contracciones a las manos y a las piernas y la pequeña tos matinal de vez en cuando.

El estomatólogo me aportó una verdadera entrega corporal. Gané setenta para - cientos de beneficio físico. Me volvió a dar el gusto de vivir, moverse, el deseo de viajar, vivir a jornada completa, de compartir salidas con mi hija, de ventilarme, de hacer proyectos y de realizarlos, de dar del color a mi vida.

De la cincuentena de síntomas del fibromyalgie del que sufría desde hace ocho largos años, soy en adelante de solamente una pequeña decena en dos años de cuidados dentales. No puedo sino constatar la peligrosidad del mercurio para el ser humano en proporciones importantes y perjudiciales. Ya he ganado al menos veinte años. Pienso bien seguir invirtiendo el proceso en los próximos meses. El tiempo va aún a ayudar a mi mejora hacia una flexibilidad cada vez más importante gracias a la evacuación progresiva a mercurio en mis órganos en todo mi cuerpo.

Mi relato de vida se resume en este simple proverbio: "Hacer contra toda mala fortuna, buen corazón" ya que ante un destino desfavorable, aceptar lo que no se puede negar, con de valor que cuesta y pretender sacar el mejor provecho.

Cuarta parte

El fibromyalgie y los gastos de salud

1.

Diagnóstico del fibromyalgie o enfermedad del cansancio crónico

El órgano colegiado americano de reumatología puso un índice en 1990 dieciocho puntos de presión sobre el cuerpo (sobre la base del cráneo y el cuello, las articulaciones entre la segunda costa y el esternón, los bordes del músculo trapecio, los bordes internos de los omóplatos, las partes superiores de las nalgas, los codos, caderas y el interior de las rodillas. El diagnóstico de fibromyalgie puede colocarse a ochenta y ocho para - cientos si once de ellos son dolorosos y tensos.

Con todo mucho tiempo considerada como una enfermedad psiquiátrica, el fibromyalgie es reconocido desde 1992 por la Organización Mundial de la Salud (OMS) como una enfermedad reumática.

El fibromyalgie (fibro: ligamentos, tendones – myo: músculos – dolor: dolor) es una enfermedad que evoluciona y se refleja en el cuerpo humano en un gran número de síntomas (cerca de un centenar) incluido el principal es la reducción de los resultados físicos (la fatiga muscular, los acouphènes, las alergias, perturbación del tránsito intestinal, problemas de la vista, ORL, del sueño y el humor, las tiesuras matinales, el cansancio general crónico...), la reducción de los resultados intelectuales y la sensibilidad al calor y a los cambios de temperatura. Se añaden bien de los dolores y número de contracciones que desequilibran el eje del cuerpo y acentúan este fenómeno. Para algunas personas, los dolores se mueven sobre el cuerpo, cuando para otros la jaqueca, el cansancio crónico o las contracciones musculares se instalan.

Las zonas más dolorosas son próximas generalmente a la columna vertebral, la cumbre del cuerpo (la nuca, los hombros, la zona incluida entre los dos hombros, los omóplatos) y el cinturón de la cuenca (parte baja de la espalda, las caderas). Millones de personas sufren en el mundo y no saben hacia que volverse para disminuir y sobre todo par este desencadenamiento de desequilibrios físicos. Desgraciadamente, ningún captador biológico determina el origen de estos males.

El fibromyalgie incluye tres fases: la vida diaria se afecta parcialmente, la patología se instala de manera crónica con dolores intensos nocturnos y diurnos y perturba las relaciones socioprofesionales, y el enfermo se aísla.

Su desencadenamiento está generalmente vinculado a períodos intensos de vividos psicológicos doloroso o también a intolerancias alimentarias o a los metales pesados.

En Francia, tres a cinco para - se afectan cientos de la población, cuyos tres cuarto son mujeres generalmente y en los alrededores de la cuarentena.

El sufrimiento es tal que una ayuda psíquica y neurológica es a veces necesaria: única solución para desdramatizar la salud que se deteriora sin explicación concreta. Los médicos se tragan generalmente en esta vía médica y medicamentosa (analgésicos, antidepresores) cuando el paciente está cansado o incluso usado de este mal ser. Aísla a la persona que sufre de fibromyalgie (diagnosticada o no) vive su mal, incomprendida y sin apoyo.

Basta con todo con imaginar el cuerpo humano así dañado y con hacer las primeras comprobaciones analizando la marcha del paciente: un hombro es más bajo que otro y las caderas van un mismo de la parte de. El cuerpo no está ya en su eje y los apoyos plantares posteriores son inexistentes. Así pues, se oscila todo el peso del cuerpo hacia el frente del esqueleto. La espalda, los hombros, el cuello y los miembros superiores e inferiores así se solicitan de manera inadecuada y pierden sus señales, aumentando desequilibrios y tensiones.

Con el fin de definir esta enfermedad, es importante plantearse las buenas cuestiones sobre su capacidad a:

a) desde un punto de vista higiene de la casa: hacer la cocina, la vajilla a la mano, los cursos, las camas, la colada en máquina, pasar el aspirador;

b) desde un punto de vista social: ir a ver amigos o a familia, conducir un coche, subir las escaleras, hacer la jardinería, ir varios centenares de metros;

c) desde un punto de vista físico: tener dolores, estar cansado, tiesos, impacientes, depreso.

El diagnóstico del fibromyalgie es simple ya que las respuestas son generalmente positivas.

2.

Cargas financieras

El fibromyalgie o enfermedad del cansancio crónico es la enfermedad del siglo ya que ella anestesia toda actividad del cuerpo humano. Hace cada acción física difícil o incluso imposible en un estado de cansancio latente. Se desarrolla para afectar cada vez más a inocentes víctimas. Se establecieron numerosos cuestionarios de evaluación así como escalas de evaluación de los síntomas y del dolor.

Una lista pone un índice ciento síntomas del fibromyalgie. El dolor puede concretarse en forma de agujetas, de puñaladas, de sensaciones de quemaduras o picaduras, de descargas eléctricas, de hormigueos y la impresión de entumecimientos musculares.

Las personas que sufren de fibromyalgie cuestan caro a la sociedad.

1 - Cargas financieras para la sociedad

Los gastos adoptados en generalistas, especialistas y otras medicinas paralelas, bajas, tratamiento y exámenes médicos... representan miles millones de euros de conformidad con la población francesa. A escala de un año, las publicaciones internacionales

estiman en siete mil de euros por persona los gastos
sido contratados por el Ministerio de Salud.

Esta estimación está bien debajo de la realidad. El doble
sería más conveniente.

Debí recurrir al cuerpo médico con el fin de aliviar mis
tiesuras y controlar mi estado de salud. Estuve bien a
pesar mío una carga para la sociedad.

La declaración en afecto largo durado (ALD) implica el
reembolso íntegro de los gastos adoptados para la
enfermedad. Los exámenes médicos y cuidados se
reembolsan: quinesiterapia (1h30 por semana), alopatía
y homeopatía (todos los meses), acupuntura (dos veces
al mes), dermatología, reumatología, cura de cuidados,
ergoterapia ocupacional con hospitalizaciones y
exámenes médicos y bioquímicos y hematológicos, VSL,
farmacia, acción social de la seguridad social, ayuda-
doméstico, lo que representa 14.000 euros redondeados
al año. Se añaden la baja de seis meses y el reembolso
de los cuidados dentales (4000 euros). La carga total de
la seguridad social y la mutualidad es al año pues de
15.000 euros durante diez años.

Luego la adaptación de puesto, del alojamiento, la
prestación de compensación de la desventaja, la acción
social patrono, un total de gastos elevándose : 16.000
euros = 1.600 euros al año durante diez años.

El coste global del Estado para mi sola persona durante diez años es 166.000 euros.

Un complemento de gastos a cargo del enfermo con el fin de obtener una comodidad corporal: osteopatía, magnétiseur, complementos alimentarios, balneoterapia, productos de belleza (cremas para el cuerpo, la cara y las manos)... 1000 euros alrededor por anet kinésiologue y cuidados dentales por un importe de 9.000 euros : à mi carga un presupuesto gastado de 19.000 euros en diez años.

Es inevitable multiplicar la integralidad de estos gastos por el número de años durante los cuales la enfermedad prevaleció.

En diez años, la colectividad gastó 185.000 euros para aliviar mis desordenes de salud.

2 - Financiación

Estos grandes gastos excepcionales adoptados para mejorar mi salud cargaron inevitablemente mi presupuesto. Mis proyectos por lo tanto se redujeron a nada.

Los cuidados corporales son necesarios para tener una minúscula comodidad de vida en un cuerpo de vieja. Mis gastos dentales fueron objeto de reembolsos mínimos sobre la base de coronas clásicas por la seguridad social y mi mutualidad hasta un total de ciento ochenta euros por diente, suplidos por mi seguro complementario a la altura de dos ciento cuarenta y siete euros por diente hasta un total de mil de cinco ciento euros para un año.

Con todo, estos gastos no son objeto ni de un capricho por mi parte, ni de una necesidad estética sino completamente de una necesidad vital con el fin de par el envenenamiento de mercurio del cual fui víctima.

3.

Y si el secreto se encontrara

en sus dientes?

El fibromyalgie de origen dental es una enfermedad que no debería existir. La gratuidad de este mal vinculada al mercurio en boca, perjudicial al común de los mortales, es inadmisible para el enfermo. El organismo es obliga de tragar cantidades nocivas de productos tóxicos con todo nocivos para el medio ambiente. Ninguna mirada benévola para esta cadena dañina y peligrosa de utilización del mercurio.

El Consejo superior de higiene pública de Francia (CSHPF) publicó un informe en 1998 que da información y preconiza recomendaciones sobre la utilización de las amalgamas.

En Francia, el excelente documento informativo n° 261 (2000-2001) muy proporcionado sobre "los efectos de los metales pesados sobre el medio ambiente y la salud" del Sr. Miquel hace en nombre de la Oficina parlamentaria de evaluación de las opciones científicas técnicas (depositado el 5 de abril de 2001 al Senado) revela en su segunda parte de preciosa información sobre el mercurio en la amalgama dental.No fue seguido de hechos concretos ni de medidas excepcionales de toma de decisiones gubernamentales. Con todo, su lectura es rica de enseñanzas y descubrimientos sobre el mercurio y sus fechorías sobre la salud.

1 - Los efectos de la amalgama

Su apartado C precisa los efectos de la amalgama dental, material utilizado para sellar las cavidades de tejidos dentales afectados por caries. Aunque llamado también precintado, no implica plomo. Está constituido por mercurio líquido (un gramo alrededor por amalgama) y otros metales en polvo como el dinero, el cobre, el estaño, el cinc destinado a mejorar el tiempo de toma o las propiedades mecánicas finales de la mezcla. La ventaja principal de esta aleación consiste sobre todo en una buena estanqueidad. Se añaden a eso una perpetuidad en el tiempo, una facilidad de manipulación y una rapidez de instalación, y un coste relativamente escaso.

Los inconvenientes de las amalgamas se deben del producto, los inestéticos y la técnica de puesto específica, y sobre todo la toxicidad por la liberación del mercurio y el electro galvanismo oral. El electro galvanismo se crea por corrientes eléctricas, muy de baja tensión que son generadas por la proximidad de los materiales metálicos heterogéneos. La cavidad oral constituye un rompecabezas organizado de materiales diferentes (amalgamas de diferente generación, aleaciones para prótesis y implantes...), que generan distintos poderes eléctricos. Permiten una liberación de iones metálicos que conducen a la formación de una corriente galvánica (corriente eléctrica muy de baja tensión, estudiada por Galvani). Se produce entonces una liberación de iones metálicos cuando una amalgama se encuentra cerca de otros metales, en particular de una aleación metálica más electropositiva, la saliva desempeñando entonces el papel de electrólisis. Así pues, algunos científicos piensan que al cabo de diez años, con la saliva y la masticación de los alimentos, se eliminan los dos tercios del mercurio inicial. Ahora bien una amalgama emite vapores cuya parte se absorbe por los pulmones. El mercurio pasa en la sangre, cruza la barrera hémato-encéphalique, se atrapa y acumula entonces en el cerebro, principal órgano orienta. La mezcla de vapores a la corrosión de la saliva producto de los iones mercúricos, cuya parte parece cruzar la pared del intestino graniza y acumularse en varios órganos hasta oxidación y transformación en sales de mercurio para causar daños.

Los compuestos para las pequeñas caries que no permiten la obturación eficaz a largo plazo sin garantía de estanqueidad, la instalación de amalgama es privilegiada. Su multiplicación en boca es crítica en cuanto se sabe que la instalación y el desmontaje de amalgamas son dos momentos críticos que corren el riesgo de aumentar brutalmente los vapores de mercurio al igual que el número de amalgamas en boca (límite máximo critica a siete). Un estudio canadiense preconiza cuatro amalgamas para los adultos, tres para los adolescentes, y el para los niños.

El documento informativo enumera los tres tipos de consecuencias sobre la salud:

a) las reacciones locales (alergias y el electro galvanismo);

b) los graves desordenes y enfermedades: La toxicidad del mercurio se conoce: Los desordenes neurológicos, neuromusculaires o cardiovasculares, nefríticos, los sobre la fase de crecimiento intrauterina, el inmune toxicidad (el impacto del mercurio en las defensas inmunitarias al modificar la flora intestinal, el mercurio implicaría una mayor sensibilidad a las agresiones exteriores y podría volverlo resistente a los antibióticos.)

c) y las consecuencias generales.

2 - Grupos de riesgos

Se interesa también por los grupos de riesgos:

a) Las mujeres embarazadas: Desde 1980, la OMS recomendaba limitar la exposición de las mujeres en edad de procrear. En Francia, esta medida fue objeto de una doble recomendación tanto del CSHPF del 19 de mayo de 1998 como del Consejo del orden de los dentistas. Es juicioso observar que esta medida no se adoptó hasta después un plazo de veinte años.

b) Las otras personas de riesgos: jóvenes niños (cría y masticación de gomas que debe masticarse), los adultos debilitados (alérgicos y sobre todo al mercurio o sufriendo de insuficiencia renal) y los adultos a caries multi.

c) Los expertos: Los médicos estomatólogos, dentistas, ayudantes dentales son los primeros y más expuestos al mercurio de la amalgama. La exposición tiene lugar en el momento de la preparación, la instalación, el desmontaje, de la recuperación de las amalgamas, y del pulido del diente, ofreciendo así numerosas ocasiones de contacto directo y sobre todo de inhalación de vapores de mercurio. El contenido en mercurio en el aire de las consultas del dentista según estudios europeos tiende a justificar precauciones y medidas elementales de higiene conocidas recapituladas por el CSHPF en su dictamen del 12 de mayo de 1998.

3 - Cambio de las mentalidades

La OMS como clasificó en 2007, el mercurio una de las diez sustancias más tóxicas con el arsénico, el plomo y el amianto.

Desde 2009, la OMS preconiza la eliminación progresiva de los productos que utilizan mercurio, incluidas las amalgamas dentales. Sin embargo, la organización considera que una prohibición total a corto plazo "plantearía un problema para la sanidad pública y el sector dental".

La posición oficial de nuestro país se resume en el informe de la Agencia francesa de seguridad sanitaria de los productos de salud (AFSSAPS) de octubre de 2005 que concluye a la innocuidad amalgamas.

Están con todo prohibidos en los países del norte de Europa: Rusia (1975) y Japón (1982), Suecia (1999), Noruega luego Dinamarca (2008). Varios otros países europeos Austria y Alemania siguieron el paso. El mercurio se reconoce por unanimidad hoy día como una sustancia muy nociva para la salud humana y el medio ambiente. Se cuestiona en particular en la multiplicación de las "enfermedades emergentes" (que se multiplican desde los años ochenta): fibromyalgie, alergias, depresión, espasmofilia, jaquecas, dolores difusos, la enfermedad de Parkinson, la esclerosis en placas, el autismo... que podría también vincularse con una intoxicación al mercurio.

El plazo entre la intoxicación latente a su principio y la aparición de los síntomas puede llegar hasta quince años. El mercurio se difunde lentamente, duraderamente a lo largo de la vida intraoral, viaje en nuestro cuerpo sobre el conjunto de nuestros órganos y envenena seria y silenciosamente los portadores de amalgamas que absorben sobre una larga duración insignificantes cantidades de mercurio.

Según un informe publicado en 2012 por la Comisión Europea, Francia utiliza a un tercio de las cincuenta y cinco toneladas de mercurio cada año en la Unión Europea para la realización de amalgamas dentales. El convenio internacional de Minamata una disminución en octubre de 2013 prevé del uso de las amalgamas sin sin embargo fijar de dificultades u objetivos. La toxicidad del mercurio en las amalgamas dentales sigue haciendo debate.

4 – Cuestionamiento

Cómo es posible incriminar en Francia a la vez a las amalgamas dentales, su retirada por un especialista (debidas a los vapores de mercurio), y su tratamiento como residuos tóxicos (selección en un contenedor especial), conservándolos al mismo tiempo en toda impunidad durante décadas en boca, cruce de los órganos vitales (cerebro, pulmón, intestino)?

El peligro sobre el medio ambiente sería más perjudicial y más digno de interés para el Gobierno que su impacto en el cuerpo humano?

Es hora de hacer cambiar las mentalidades, en particular, en Francia y en todos los países europeos o incluso a escala mundial que aún no tomaron verdadera conciencia de los daños causados por el mercurio en las amalgamas dentales sobre el Humano. La utilización de un metal altamente tóxico para cuidados dentales, probablemente en el origen de una intoxicación y de enfermedad autoinmune es un escándalo sanitario.

Cómo se puede entonces aún asombrarse de la aparición de nuevas enfermedades y el desarrollo de algunas enfermedades autoinmunes? El principio de cautela o prevención no se utiliza para las personas afectadas por enfermedad desde hace tiempo mientras que se conoce perfectamente el peligro del mercurio.

No solamente la persona sufre en su carne de la ingurgitación de productos nocivos en toda legalidad (antibiótico prescribe para jóvenes niños para ocupar enfermedades infantiles mientras que él frágil los dientes a pesar de las pruebas laboratorio no suficientes y la tetraciclina comercialización sin contraindicación o también el mercurio en las amalgamas dentales), luego de la fuerte probabilidad de la ocurrida de enfermedad autoinmune sin gritar aparca.

El sentimiento de encarcelamiento en el sufrimiento y el silencio sobre la gratuidad de este mal son especialmente insoportable para los enfermos.

La divergencia de opiniones entre país hace frente a la resistencia europea.

El Estado no debe ya ser un pozo sin fondo para la sociedad que se compromete, a través de la seguridad social, a aliviar y ocupar inocentes que no curarán nunca de la nocividad mercurio.

Las medidas de prohibición del mercurio en las amalgamas se reservan a algunos países muy minoritarios en la Unión Europea y a los pocos países globalmente en el mundo que tienen un planteamiento responsable.

Por su acción, salvaron una parte de su población a la vez en cuanto a la salud humana, del medio ambiente y desde un punto de vista financiero.

Tomemos ejemplo sobre nuestros vecinos que se comprometieron en la responsabilización del bienestar de sus conciudadanos. Garanticemos que iremos en sus pasos en los próximos años.

Sigamos soñando a mejores días dónde el Humano esté en el centro de la esfera política.

Preservemos nuestra bonita tierra azul, toda en redondez, protegida de las fechorías del Hombre, por medidas cautelares concretas.

Nuestra sola voluntad puede a escala mundial dejar a las generaciones futuras la impresión ecológica indispensable para nuestro planeta.

Dan los medios de ahora en adelante y hablan por unanimidad: nuestra sola fuerza.

Conclusión

Deseé este libro en homenaje a todos estos ser que sufrían en su carne de fibromyalgie, que, por su valor y su inmensa fuerza de vida, van a poder ciertamente romper los vínculos que los retienen cautivos y conectados al pasado. Les doy la esperanza de encontrar su juventud demasiado deprisa perdida.

Ofrezco otra mirada sobre esta enfermedad. Salir del encarcelamiento del sufrimiento no es sino una cuestión de voluntad sino un objetivo que debe alcanzarse. Soluciones existen.

Espero haber abierto una ventana de esperanza y renacimiento sobre el compromiso individual en un combate diario con el fin de reaparecer como Phoenix.

Gracias

Deseo manifestar todo mi gratitud y mi profundo respeto a esta mano tensa guiada por el profesionalismo y las convicciones del médico especialista estomatólogo.

Acompañado de su simpática colaboradora, supieron puntuar las sesiones de notas de humor renovadas. Olvidaré nunca con qué precaución y paciencia los cuidados se prodigaron en mi boca entre abierta por las tiesuras y sobre todo este día de octubre de 2013 en que mi vida tomó otro que volvía.

Tengo también un pensamiento particular al kinésiologue, a la encrucijada de los caminos, que me abrió las puertas de la creatividad, y al ergoterapeuta que personalizó sus sesiones hacia la proyección positiva de ganancias consiguientes gracias a sus competencias profesionales y a su empatía.

Tanto buena voluntad para conducirme hacia un mejor futuro y prometedor, mis soñados se convierten en por fin "realidad".

***

Agradezco también calurosamente a mis padres: mi madre, que creyó en mi y permitió concretar mi proyecto, y mi padre cuya estrella brilla intensamente en mi corazón y guia cada uno de mis pasos.

ÍNDICE

LISTA DEI LIBRI DELLO STESSO AUTORE

Adieu fibromyalgie ! Comment gagner 20 ans et retrouver une bonne santé en Francés - ISBN 979-10-95925-02-6 - Parecido En 2015

Parecido En 2016

Good-Bye fibromyalgia ! How to gain twenty years and to find a good health en Inglés - ISBN 979-10-95925-17-0

Addio fibromialgia ! Come guadagnare 20 anni e trovare una buona salute en Italiano - ISBN 979-10-95925-20-0

Adiós fibromyalgie! Cómo ganar 20 años y encontrar una buena salud en Spagnolo - ISBN 979-10-95925-23-1

Lebewohl fibromyalgie ! Wie 20 Jahre zu gewinnen und eine gute Gesundheit wiederzufinden en Alemán - ISBN 979-10-95925-26-2

Adeus fibromyalgie ! Como ganhar 20 anos e reencontrar uma boa saúde en Portugais - ISBN 979-10-95925-53-8

Vaarwel fibromyalgie ! Hoe 20 jaar winnen en een goede gezondheid terugvinden en Holandés - ISBN 979-10-95925-50-7

*****

Petite étoile de Provence – Novela en Francés - ISBN 979-10-95925-02-6

Small star of Provence – Novela en Inglés - ISBN 979-10-95925-29-3

A parecer próximamente :

Piccola stella di Provenza – Novela en Italiano - ISBN 979-10-95925-35-4

Pequeña estrella de Provence – Novela en Spagnolo
ISBN 979-10-95925-38-5

Kleiner stem de Provence – Novela en Alemán - ISBN 979-10-95925-41-5

Pequena estrella de Provença - Novela en Portuguais
ISBN 979-10-95925-44-6

Kleine ster van Provence - Novela en Holandés - ISBN 979-10-95925-47-7

*****

Au pays des Maharajahs - Novela juventud 8/12 años en Francés
ISBN 979-10-95925-13-2 6 Parecido en 2016

With the country of the Maharajahs - Novela juventud 8/12 años en inglés - ISBN 979-10-95925-32-3

Al paese del Maharajahs – Novela juventud 8/12 años en Italiano
ISBN 979-10-95925-56-9

Al país del Maharajahs - Novela juventud 8/12 años en Español
ISBN 979-10-95925-59-0

*****

Sous l'Océan - Cuento ilustrado para niños 8/12 años en Francés
ISBN 979-10-95925-01-9

Ilustraciones de cobertura : Fotolia – evgeniya_m

Impreso por Amazon en los Estados Unidos

Acabado de imprimir en septiembre de 2016

Depósito legal: septiembre de 2016

Les éditions Plum'issime

15 boulevard Limbert B- 84000 Avignon
plumissime.fr   plumissime123@gmail.com

www.facebook.com/Laurence.Estienne.Auteur

N° ISBN 979-10-95925-23-1